암을 이기는
제4의 치료

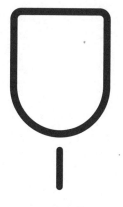
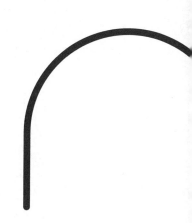

**3대 암 치료법인 수술, 방사선, 항암제와 더불어
제4의 치료법이라 불리는 면역강화 온열치료법!**

암을 이기는
제4의 치료

요시미즈 노부히로 지음

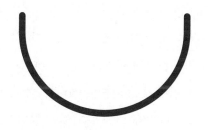

세렌디피티

제4의 암 치료
온열요법으로 암 환자를 구한다

오늘날, 일본의 3대 사망 원인은 암과 심근경색, 그리고 뇌경색입니다. 심근경색과 뇌경색은 동맥경화가 원인이므로 혈류장애의 극복이 국민적 과제입니다. 그러나 암의 경우, 인구별 통계에 따르면 연간 약 33만 명이 사망하고 있습니다. 사망률로는 3명당 1명꼴이며, 곧 2명당 1명이 암에 걸릴 것이라고 합니다. 이런 추세로 앞으로 10년만 지나면 연간 50만 명이 암으로 사망하는 시대가 오게 될지도 모릅니다.

따라서 암으로 목숨을 잃지는 않더라도 앞으로는 암에 걸릴 가능성이 커졌으며, 이것은 결코 남의 일이 아닙니다. 가족 중 누군가가 암에 걸리게 되면 깊은 슬픔에 빠지게 되는 것은 물론, 가족 모두가 고통을 겪게 됩니다. 따라서 우리는 이제라도 암이라고 하는 질환을 제대로 인식하고 그 예방에 만전을 기해야 합니다. 암의 발생 원인은 식생활, 흡연, 스트레스, 저체온증, 유전 등 여러 가지 복합적인 요소들을 생각해볼 수 있는데, 그중 생활 습관으로 인한 발병률이 가장 높습니다.

예를 들어 식물섬유를 많이 섭취할수록 대장암에 걸릴 확률이 낮아집니다. 또한 흡연율 세계 1위인 일본에서 폐암이 증가하고 있는 것 역시 생활 습관이 암을 유발하는 큰 원인이라는 것을 단적으로 보여주고 있습니다.

흡연 증가와 암 사망 증가 사이에는 상관관계가 있다

흡연으로 인해 각 부위에 암이 발생하는 원인이 되고 있다는 것을 수백 번의 역학조사를 통해 밝혀졌을 뿐 아니라 미국에서 폐암 사망률과 담배 소비 증가패턴이 일치하고 있다는 것을 통해서도 확실히 알 수 있습니다. 최근 흡연율이 감소 추세로 전환되고 있는 가운데 남성의 폐암 사망률도 같이 감소하고 있다는 것이 이러한 사실을 증명해주고 있습니다.

또한 캘리포니아에 거주하는 백인과 일본인 이민자의 암 사망 변화를 살펴본 「그래프」가 있는데, 일본에 거주하는 일본인은 캘리포니아에 거주하는 백인보다 폐암 사망률이 6배나 더 많았습니다. 그런데 일본인이 캘리포니아로 이민을 가게 되면 폐암 발생률이 무려 4배나 감소하게 되며, 일본계 미국인 2세들은 3배나 감소했습니다.

대장암 같은 경우 일본인은 백인의 4분의 1이지만 일본인이 캘리포니아로 이민을 가게 되면 대장암 발생률이 무려 3배로 증가하고, 일본계 미국인 2세는 4배까지 증가했습니다. 마찬가지로 전립선암도 일본에 사는 일본인에게는 발생률이 낮지만, 캘리포니아로 이민을 가게 되면 무려 3배로 뛰어오릅니다. 나아가 일본계 미국인 2세는 백인과 동일하게 7배까지 증가했습니다.

이런 상황을 보면, 주변 환경 및 식생활 변화가 암으로 인한 사망과 깊은 관련이 있다는 것을 알 수 있습니다. 또한 미국 국립 암연구소NCI의 공개 자료를 보면 음식의 차이는 암 발생 위험을 결정지을 수 있는 요인을 갖고 있습니다. 담배, 자외선, 알코올은 암을 발생시키는 명확한 관계를 확인할 수 있지만, 음식 종류와 암에 걸릴 위험성과의 관계는 명확히 연관짓기 어렵습니다. 지방과 고열량 섭취를 제한하는 것도 암에 걸릴 위험을 감소시킬 수 있는 중요한 방법이라는 것이 명확합니다. 특히 지방이 풍부한 고기와 많은 열량을 섭취하는 사람들이 대장암에 걸릴 확률이 높다는 것을 도표를 통해 알 수 있습니다.

즉, '식생활의 서구화'는 유선암 및 전립선암, 대장암과 깊은 관계가 있다고 할 수 있습니다.

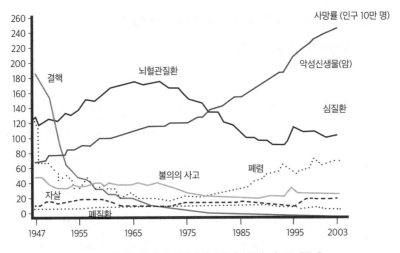

50년 전의 사망원인은 결핵 및 폐렴이 상위(후생노동성, 인구동태통계)

주요 사망 원인별로 본 사망률의 연도별 증감

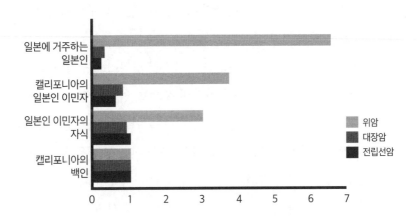

암으로 인한 사망자(캘리포니아 거주 백인에 대한 비율)

2003년 이후, 미국에서는 암 환자 수가 매년 3,000명씩 감소하기 시작했다

　실제로 미국에서는 90년대부터 암으로 인한 사망 증가에 브레이크가 걸렸으며 2003년부터는 암으로 인한 사망자 수가 매년 3,000명 이상 감소하고 있습니다. 암으로 인한 사망자가 급격히 감소하고 있는 이유로는, 의료비 급등에 고민하던 미국이 이미 40여 년 전에 약 5,000조항에 달하는 유명한 맥거번 보고서를 발표, 미국인의 식생활이 크게 잘못됐다는 것을 전 국민에게 홍보하기 시작한 것을 들 수 있습니다. 당시 미국은 담배를 마약에 준하는 것으로 취급해 전국적인 금연 운동을 전개했고, 미국 국립 암연구소NCI에서는 전 세계에서 선구적으로 디자이너 푸드 계획을 책정, 암을 예방할 수 있는 식품군 섭취를 적극 추진해 범국가적으로 채소와 과일, 해조류를 중심으로 한 일식和食형 식단으로 전환을 도모했습니다. 현재 일본의 암 사망은 증가 추세이므로 이러한 국가적인 노력이 요구됩니다.
　국립암센터의 2005년 조사에 따르면 부위별 암 사망률은 남성의 경우 폐암, 위암, 간암, 결장암, 장암이 주를 이루었고 여성의 경우 위암, 폐암, 결장암, 간암, 유선암 순이었습니다. 남성은 50대부터 결장암과 직장암이 증가했고, 전립선암도 60대 후반부터는 그 사망률이 높아지고 있습니다. 여성은 50대에 유선암 사망률 증가가 눈에 띄게 늘었으며, 그 외 30대에 자궁암으로 인한 사망률도 증가했고, 40대 이상 여성에게는 난소암으로 인한 사망률이 증가하고 있습니다.

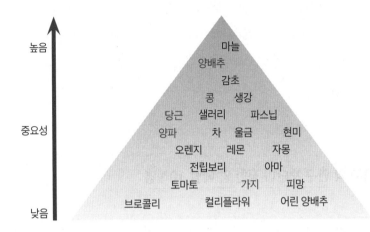

암에 효과가 있는 식품 피라미드

TNF 생산(U/ml)

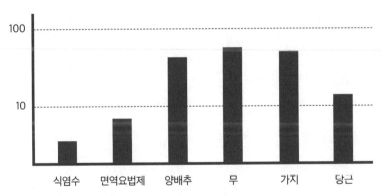

Picibanil R(OK-432)
채소를 갈아서 쥐에게 먹이로 투여해 면역력을 향상시키는 효과를 OK-432(암 치료 약으로 사용되는 면역요법제)와 비교한 결과 양배추, 가지, 무 등은 약에 필적하는 효과를 갖고 있다는 것이 밝혀졌다.

채소의 면역력 비교

이렇게 남성의 경우 흡연, 여성의 경우 신체의 호르몬계 변화로 인한 암 발생이 증가 추세에 있으며, 이와 같은 증가 추세를 보면 다이옥신 등의 환경 호르몬에 의한 생체 호르몬계가 교란됐을 가능성도 우려됩니다.

국제 암 연구 재단이 정한 암 예방 10계명

2007년 11월 국제 암 연구 재단과 미국 암 연구 협회는 7,000회 이상 진행한 연구를 바탕으로 '음식, 영양, 운동을 통해 암을 예방'할 수 있는 방법을 제시했습니다.

(1)비만 관리
• 목표: BMI 지수는 21 23 정도 범위로 유지해야 한다.
• 추천: 표준 체중을 유지한다.

(2)운동 요법
• 추천: 매일 적어도 30분 이상 운동을 한다.

(3)체중을 조절하는 음식물 섭취 관리
• 추천: 높은 열량의 음식 및 설탕이 섞인 음료수, 과일주스, 패스트 푸드 섭취를 제한한다. 음료수는 물이나 차, 무설탕 커피를 추천한다.

(4) 식물성 식품 섭취 관리

- 목표: 매일 600g 이상 채소나 과일을 섭취하며, 정백되지 않은 곡물 인 전립곡물(全粒穀物; whole grain foods)과 콩을 통해 매일 25g 이상의 식물 섬유질을 섭취한다.
- 추천: 매일 400g 이상의 채소, 과일, 전립곡물과 콩을 먹는다. 정백 한 곡물 등은 섭취를 제한한다.

(5) 동물성 식품 섭취 제한

살코기^{소·돼지·양}를 제한하고, 가공된 고기^{햄, 베이컨, 훈제고기, 소금에 절인 고기}는 피한다. 붉은색 고기보다 닭고기, 생선을 추천한다.

- 목표: 살코기의 섭취는 일주일에 300g 이하로 한다.
- 추천: 살코기는 일주일에 500g 이하로 섭취하며, 우유제품은 논란 의 여지가 있으므로 추천하지 않는다.

(6) 알코올 섭취 관리

- 목표: 남성은 1일 2잔, 여성은 1일 1잔까지 제한한다.

(7) 음식물 보존, 조리

- 목표: 염분 섭취량을 1일 5g 이하로 한다.
- 추천: 짜고 매운 음식은 피한다. 염분 섭취량을 1일 6g 이하로 한다. 곰팡이가 슨 곡물과 콩은 피한다.

(8) 서플리먼트_(보충제) 섭취 관리

- 목표: 서플리먼트 없이 영양을 충족시킨다.
- 추천: 암 예방을 위해 서플리먼트에 너무 의존하지 않는다.

⑼ 모유 수유 관리

- 목표: 6개월 동안 모유 수유를 한다. 이는 엄마를 유선암으로부터 보호하고, 아이를 비만과 질병으로부터 보호한다.

⑽ 암 치료 후 관리

- 목표: 암 치료를 진행했다면 영양, 체중, 운동에 대해 전문가의 지도를 받는다.

※ 담배 흡연은 폐, 구강, 방광암의 주원인이며 담배 연기는 그밖에도 여러 종류의 암 발생의 원인이라고 단언할 수 있습니다. 또한 담배와 알코올은 서로 상승작용을 해 더욱더 강력한 발암물질을 체내에서 생성한다고 지적되고 있습니다.

참고로 일본 국립암센터에서 정한 '암을 방지하기 위한 12계명'은 다음과 같습니다.

① 균형 잡힌 영양소를 섭취한다(편식을 줄인다).
② 매일, 식생활에 변화를 준다(같은 종류의 음식만 계속해서 먹지 않는다).
③ 과잉 섭취를 줄이고 지방 섭취는 자제한다.
④ 술은 적당히 마신다(음주 중 담배는 되도록 피한다).
⑤ 담배는 피우지 않도록 한다(간접 흡연도 위험하다).
⑥ 음식을 통해 적당량의 비타민과 식물성 섬유질을 섭취한다.

⑦ 짜고 매운 음식은 적게, 너무 뜨거운 음식은 식힌 후에 먹는다.

⑧ 음식의 탄 부분은 먹지 않는다.

⑨ 곰팡이가 슨 음식은 먹지 않는다(수입 땅콩이나 옥수수에 대한 주의 요망).

⑩ 지나친 일광욕은 피한다.

⑪ 적당한 운동을 한다(과도한 운동으로 인한 스트레스 주의).

⑫ 몸을 청결하게 한다.

세계 암 연구재단이 정한 10계명에 비하면 구체성이 조금 떨어집니다. 그런데 '정말 이 12계명만 잘 지킨다면 암을 예방할 수 있을까?' 하는 의구심도 생깁니다. 또 한편으로는 이 12계명으로 암 발생에 제동을 걸 수 있다면 얼마나 좋을까, 라는 생각도 듭니다.

3대 암 치료법도 발전하고 있지만…

현재, 암의 표준 치료법으로는, 첫째 수술, 둘째 방사선 치료, 셋째 항암제 요법이 주를 이루고 있습니다. 수술의 경우, 내시경을 통한 절제기술이 확립됐으며, 이러한 수술은 암 환자에게 정신적 부담과 신체적 고통을 덜어주기 때문에 바로 퇴원할 수 있습니다. 방사선 치료법의 경우도 새로운 기술이 개발돼 지금은 핀 포인트로 조준해 암 조직만을 태워버릴 수 있습니다. 항암제 요법도 분자단위로 암을 공격할 수 있는 표적 약 개발이 추진돼, 이제는 맞춤형 항암 치료도 가능해졌습니다. 나아가, 환자의 유전자 분석을 통해 효과가 있는 타입과 없는 타입도 확인할 수 있기 때문에 이제는 더 이상 불필요한 항암 치료를 받지 않아도 됩니다.

이처럼 암을 치료하는 방법이 발전하고 있지만 암에 걸린 사람의 수는 계속 증가하고 있으며, 3대 암 치료법으로 치료를 한다고 해도 초기 암이 아닌 경우에는 재발 확률이 60~70%에 달한다고 합니다.

또한 「암 난민」이라고도 불리는, 더 이상 암을 치료할 수 없어 치료를 포기해 병원으로부터 버려진 상태의 환자들이 전국적으로 증가하고 있는데, 이는 매우 심각한 상황입니다.

암 치료를 하고 있는 큰 병원에서는 3대 암 치료로 효과가 없을 경우 '이제는 더 이상 손을 쓸 수 없으니, 요양원으로 가도록 하세요' 또는 아픔만을 일시적으로 덜어주는 마약계의 약을 처방해주며 '이제 여생은 집에서 가족과 함께 보내십시오'라고 말하며 그 이상의 암 치료는 포기해버리거나 효과가 없는 줄 뻔히 알면서 그저 항암제만 계속 투여합니다.

이럴 경우, 항암제의 부작용으로 인해 환자는 오히려 건강이 악화돼 끝에 가서는 암으로 생명을 잃었는지, 항암제 때문에 생명을 잃었는지 판단하기 어려운 상태로 죽음을 맞이하게 됩니다.

3대 암 치료법을 대체, 보완할 수 있는 의료를 병용해야 한다

이러한 비극적인 현실에 깊은 의문을 갖고 있는 것은 저뿐만이 아닙니다. 정말로 암 치료에는 표준 3대 암 치료법 외에는 없는 것일까요?

최근 들어 제4의 암 치료라고 불리는, 암에 대항하는 면역강화 치료법을 시행하는 의료기관들이 증가하고 있습니다. 이것은 암세포를 공격하는 대식세포 및 자연 살해 세포^{NK세포} 등 자기 면역력을 강화시켜 인체 스스로가 암과 싸우게 하는 치료법입니다. 이 면역강화 치료법도 천차만별이며 아가리쿠스 및 메시마코브 등 버섯계 균사체 섭취부터 시작해, 해조류에서 추출한 후코이단 복용 등 그 종류가 무수히 많습니다. 이렇게 병원에서 더 이상의 치료를 포기해버리는 바람에 「암 난민」이 돼버린 환자들은 대체 어떤 것이 자신에게 맞는 치료법인지도 모른 채, 지푸라기라도 잡고 싶은 심정으로 그저 다양한 종류의 서플리먼트^{건강식품}를 구입하고 있습니다.

암세포와 싸우는 림프구를 시험관 안에서 수백 배로 배양한 후 강화시켜 다시 체내에 주입하는 활성 림프구치료법이라는 것도 다양한 밸류에이션이 있으며, 이 또한 어느 정도 성과를 올리고 있습니다. 그러나 이 치료법으로만 암을 치료하기에는 시간과 비용이 많이 들기 때문에 모든 환자에게 최선의 수단이라고 할 수 없는 것이 현실입니다.

운 좋게 초기에 암을 발견해 암세포를 완전히 적출해 완치되는 암 환자들도 많지만, 수년 뒤에 재발하거나 다른 장기로 전이되는 경우 또한 많습니다. 이와 같이 현대의 의학적 치료 수준으로 암을 완전히 치료한다는 것은 매우 힘든 일입니다.

3대 암 치료법을 대신해 서양의학 외에 다른 방법으로 암을 치료하는 것을 대체의학이라고 합니다. 저희가 실시하고 있는 치료는 이 3대 암 치료법의 장점을 살리면서, 몸의 면역력을 향상시키는 보완 치료법을 조합시킴으로써 암의 치료 효과를 향상시키기 위해 노력하는 것이며 이러한 의료 체계를 통합 의료라고 부릅니다.

저희는 기본적으로 수술이 가능한 초기 암의 경우 수술을 통해 암의 조직을 가능한 한 작게 만들고, 남은 암의 병소는 방사선으로 공격합니다. 아울러, 환자에게 맞는 효과적인 항암제가 있을 경우 항암제의 부작용을 최소한으로 억제시켜가며 암세포를 공격합니다. 또한 몸에 열을 가함으로써 암세포를 더욱 약하게 만듭니다. 여기에 면역 활성화에 도움을 주는 서플리먼트를 복용하는 다각적 치료 전략을 사용해 암과 싸웁니다.

새로운 암 치료로 주목받는 온열요법(Hyperthermia)

이런 가운데 제가 지향하고 있는 것은 암과의 공생입니다. 이것은 암의 활동을 약화시키거나, 혹은 수면 상태에 빠트려서 암의 증식을 억제하고 수명을 연장시키겠다는 생각입니다. 그러나 암세포를 소멸시켰지만 환자의 정상 세포까지도 손상돼 숙주인 환자의 목숨마저 잃게 된다면, 이는 무엇을 위한 치료인지를 알 수 없게 됩니다.

최근 주목받고 있는 것은, 암세포가 열에 약하다는 특성을 이용한 국부의 온도를 높여주는 서모트론이라는 기계를 사용하는 온열요법입니다. 이 외, 전신의 체온을 높여 암세포를 약화시키는 온열요법도 있습니다. 여기에는 암반욕 및 원적외선 치료법, 약물 투여로 의한 전신 발열 치료법 등이 있습니다. 이 서모트론에 의한 온열치료를 실시하면서 부작용이 없는 소량의 항암제를 병용하는 방법도 효과적인 것들이 많이 있습니다. 때문에 몇몇 대학병원에서는 이미 이러한 방법을 실시하고 있습니다. 그러나 이 치료법은 저온화상 및 국소 통증을 동반하게 됩니다. 최소 주2회의 통원치료가 필요하며 방사선과 병용하지 않으면 보험이 적용되지 않는다는 단점이 있습니다.

저희는 수년에 걸쳐, 원적외선 치료기 및 광선치료기, 마이너스 이온 발생장치, 저주파 치료기, 집속 초음파 장치HIFU, 마이크로파 치료기 등과 호르미시스 암반욕, 미스트 사우나, 탄산천 치료법 등을 실천하고 연구하고 있으며, 때로는 국내를 넘어 중국으로까지 확장해 활동해왔습니다.

보석암반욕 치료를 시행한 결과, 암의 치료 효과가 뛰어나게 높아졌다

그런 가운데 미국 회사에서 판매하며 FDA에서 의료기기 510K로 승인받은 보석 암반욕 '바이오매트'라고 불리는 훌륭한 치료 용구를 만나게 됐습니다. 이 바이오매트는 자수정과 토르말린의 온열 파워를 사용해 인체의 자연 치유력을 향상시키는 제품입니다. 가격도 저렴할 뿐 아니라 매일 사용할 수 있습니다. 또 부작용도 전혀 없으며 누구든 자율신경이 100% 가까이 개선되며, 그 사용 효과를 다음 날 바로 체감할 수 있습니다. 바이오매트를 사용해 2~3개월이라는 단기간에 전립선암이나 유선암 등 신체 표면에 발병한 암이 완전히 소멸된 경우도 있습니다. 수명이 1개월 밖에 남지 않았다는 선고를 받은 분들 중 벌써 1년 이상 수명이 연장돼 건강하게 일하면서 살고 계신 분들도 있습니다.

이처럼 다양한 무기를 구사해 전이암 및 말기암에 대해서도 역시 어떻게든 암과의 전쟁을 오래 끌어 승부를 비길 수 있도록 하기만 한다면 그것이 바로 암과의 전쟁에서 이기는 것입니다.

단, 이 전쟁은 연장전이기 때문에 치료를 게을리하거나 본인의 식생활이나 라이프스타일을 바꾸지 않고, 암이 발병하기 전과 동일한 생활 습관으로 돌아가버린다면 패배할 수밖에 없습니다.

삶의 질QOL을 유지하면서 면역력을 향상시켜 암과의 승부를 어떻게든 0대 0의 상태를 유지하기만 하면 됩니다. 즉, 암에 걸렸다고 해서 반드시 입원하고 침대에 누워버릴 필요는 없습니다. 자택에서 요양하거나 일하면서 투병하시는 분들도 계십니다.

환자들의 건강한 웃음이 최우선

즉, 우리는 현대의학과 보완 의료, 민간요법을 혼합해 각각의 장점을 살려 좋은 점만 활용하고자 하는 것입니다. 서양의학이건, 동양의학이건, 민간요법이건, 부작용 없이 환자들이 건강하게 웃을 수

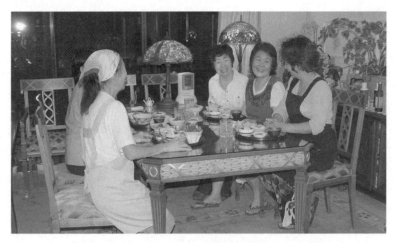
웃음이 끊이지 않는 나까마치 가든클리닉의 즐거운 식사시간

있게 되는 것을 무엇보다도 우선시하고 있습니다.

여기에서는 현재 저희가 실시하고 있는 네 번째라고도 할 수 있는 온열요법과 암에 대항하는 다각적 전략을 소개합니다. 「식욕이 있고 걸을 수 있는 상태」라면 치유의 가능성도 높고 수명 연장의 가능성이 충분히 있습니다.

진행성 암 및 말기 암 선고를 받았다고 하더라도 결코 포기할 필요는 없습니다. 희망을 갖고 자신의 자연치유력을 믿고 '내가 만든 병이니 내가 고칠 수 있다!'는 확신이 중요합니다. 생명은 의사가 결정하거나, 의사가 선고하는 것이 아닙니다.

당신이 '나는 이 병을 고치고 건강해질 거야!'라는 강한 의지를 갖고 있다면 당신의 유전자에 각인된 치료 기능이 작동하기 시작해 이 자연치유력이 당신의 몸속의 병을 반드시 물리칠 것입니다.

저희는 이 바이오매트 보석암반욕 치료법을 혼합한 다각적인 통합치료법을 전국적으로 확산시키고자 합니다. 암과의 싸움은 3대 암 치료법을 실시했다고 해서 그것으로 끝나는 것이 아닙니다. 아니 오히려 거기서부터 시작이라고 해도 좋을 것입니다. 분명, 이 온열요법이 누구에게나 도움이 될 것을 확신합니다.

전국에서 투병 중인 환자분들, 그리고 그 가족 여러분, 의료계에 종사하고 계시는 의사 여러분, 밤낮으로 난치병을 극복하기 위해 분투하고 계시는 여러분께 도움이 됐으면 합니다.

요시미즈 노부히로

악성종양의 본 모습은

암의 정의와 개념

암과 싸우기 전, 우선 이것에 대해 확실히 파악하는 것이 중요합니다. 구체적인 암 공략의 다각적 전략을 소개하기에 앞서 암이란 무엇인지부터 살펴봅시다. 투병으로 시간이 없으신 분은 제1장부터 읽으셔도 괜찮습니다.

암으로 내표되는 종양은 악성 신생물^{Malignant neo-plasm} 또는 총칭해 악성종양 ^{Malignant tumor}이라고 합니다. 더불어 양성종양이라는 것도 있습니다. 양성종양과 악성종양의 차이는, 양성종양은 발생한 그 장소에서 커지는 것에 비해 악성종양은 다른 조직 경계에 침입^{침윤}하거나 혈액 및 림프액을 타고 원격 장기로 이전하거나 혹은 일정한 강내^{腔內}로 분산돼 파종하며, 신체의 각 부분으로 퍼져 성장함으로써 숙주의 생명을 위협하는 것입니다.

'암'은 일반적으로는 '악성종양'과 같은 의미로 사용되고 있지만, 병리학적으로 이 암 조직은 상피조직에서 발생하는 것만을 가리킵니다. 뼈나 근육에 발생하는 악성종양은 '암'이라고 하지 않고 '종양'이라고 합니다. 종양은 상피조직은 아니지만 같은 악성종양으로서 암과 동일하게 취급합니다.

양성종양은 다른 조직으로 침입하거나 전이되지 않기 때문에 그런 의미에서 '양성'이라고 불리기는 하지만, 발생한 부위에 따라서 반드시 '양성'이라고 할 수는 없습니다. 특히 뇌의 심부에 발생하여 뇌 간부를 직접 압박하거나 뇌 간부 내에 발생하는 양성종양은 직접적으로 생명을 위협하기 때문에 결코 악성이 아니라고 할 수 없습니다.

그러나 여기서는 이러한 예외적인 종양의 경우는 제외시켜 '양성종양'에 대해서는 거론하지 않겠습니다.

암은 일반적으로 발생 장소에 따라 폐암, 위암, 유선암, 대장암 등으로 불립니다. 전이성이 있는 암은 예를 들어, 「전이성이 없는 폐암」과 구별해 '전이성 폐암', '폐 전이 위암' 혹은 '폐 전이 유선암'이라고 부릅니다.

'암'이라는 명칭으로 직접 불리고 있지 않지만 악성종양인 것 중 뇌종양에는 '교아종, 신경교종' 등이 있으며 혈액에는 백혈병, 악성 림프종, 다발성 골수종 등이 있습니다.

'암'의 분류 방법은 발생한 모지母地가 된 세포의 종류세포 조직학적 분류에 따라 선암, 편평상피암, 소세포암으로 분류하거나 세포의 신체적 부위^{해부학적분류}에 따라 폐암, 유선암, 위암 등으로 분류해 부릅니다. 예를 들어, 폐에서는 선암류의 폐암이나 소세포암류의 폐암 등으로 구별해 부릅니다.

이 조직의 차이에 따라 항암제의 약제 조합이 달라집니다. 앞에서 서술한 것처럼 악성종양에는 육종이나 백혈병과 같이 암이라는 이름이 붙지 않는 것도 있지만, 일반적으로 '암'이라는 용어는 대부분 '악성종양'과 동일한 의미로 사용되기 때문에 본 책자에서도 '악성종양'과 '암'을 명확히 구별하지 않고 동일한 용어로 사용하겠습니다.

발생 메커니즘

우리의 신체를 구성하고 있는 약 60조 개의 세포는, 신경세포처럼 증식하지 않는 세포는 예외로 하고 매일 분열과 증식을 하고, 이미 프로그램된 세포의 자살^{아포토시스, apoptosis}을 반복하고 있습니다. 정상적인 상태에서는 세포의 성장과 분열은 신체가 새로운 세포를 필요로 하는 경우에만 이루어지도록 제한돼 있습니다. 세포가 노화하거나 상처를 입어 자살을 하게 될 때, 새로운 세포가 발생해 서로 치환됩니다.

세포가 불필요하게 증식하지 않도록 제어하고 있는 것이 암 제어 유전자라고 불리는 p53 유전자입니다. 그런데 이들 세포의 증식과 세포의 자살^{아포토시스}을 제어하는 유전자에 갑자기 변이가 발생하면 이러한 질서가 흐트러지게 되어 변이를 일으킨 세포는 제멋대로 세포분열을 일으켜 증식하고, 자살^{아포토시스}을 하지 않게 됩니다.

이렇게 발생한 과잉 세포는 덩어리가 되어 종양 또는 신생물이 됩니다. 이 신생물 중에서 악성인 것^{침윤, 전이를 발생}이 바로 암이 돼 우리의 생명을 위협하는 것입니다.

암 발생에 관여하는 유전자 군이 몇 가지 발견됐습니다. 앞에서 서술한 p53유전자에 변이가 발생하게 되면 적절한 아포토시스^{세포의 자살} 기능과 세포분열을 제어하는 기능에 장애가 발생해 해당 세포는 이상 증식을 일으키게 됩니다.

암은 예외적으로 유전적 요소를 갖고 있는 것을 제외하고, 대부분 우발적인 것이며 특정한 유전적 결손 및 변이에 의해 발생하는 것이 아닙니다.

일부 암 발생에 대해서는 바이러스나 세균 감염이 중요한 원인이 된다는 것도 밝혀졌습니다. 인두유종바이러스 161형과 18형에 의한 자궁경부 편평상피암 및 EB바이러스에 의한 바킷 림프종, T림프구 바이러스에 의한 성인T세포백혈병, 헬리코박터 피로리균에 의한 위암 등이 있습니다.

이러한 병원성 미생물에 의해 암이 발생하는 메커니즘은 다양합니다. 바이러스 암 유전자의 움직임에 따라 인유두종바이러스나 EB바이러스 등의 경우, 세포의 증식이 증가하거나 p53유전자가 억제됨으로써 정상 세포가 암으로 변하게 됩니다.

간염바이러스나 헬리코박터 피로리균 감염으로 인하여 간염 및 위염 등의 염증이 반복되면서 암 발생 리스크가 높아진다고 합니다. 그러나 이들 병원성 미생물에 의한 감염은 발암의 단계 중 하나이며, 바이러스 단독으로는 암을 발생시키지 못합니다. 또한 변이로 인해 이 유전자가 활성화되고, 더 나아가서는 세포의 이상 증식이 발생하는데 이것을 가리켜 암발생 유전자라고 합니다. 따라서 암을 치료하기 위해 체내의 암 억제 유전자를 얼마만큼 활성화시킬 수 있는지가 중요합니다.

암의 분화도

60조 개나 되는 인체의 세포는 원래 1개의 수정란에서 발생해 분열한 것입니다. 분열하는 세포는 각종 줄기세포 단계를 거쳐 조직 고유의 형태와 기능을 갖는 세포로 변합니다. 이러한 변화의 과정을 '분화'라고 합니다. 세포의 발생 과정에서 분화가 끝나지 않은 미분화 세포일수록 세포분열이 활발해 증식을 계속 반복하려는 경향이 있습니다.

따라서 미분화된 암세포의 증식은 미분화된 세포만큼이나 빠르게 증식하기 때문에 '악성'이라고 불리는 것입니다. 다른 기관으로의 전이도 빠르며 치료에 저항하고, 치료 후의 경과도 그다지 좋지 않습니다. 한편, 이미 세포 분화를 끝마친 분화형과 아직 세포 분화를 마치지 못한 미분화형 사이에는 양쪽 성격을 모두 보유한 '중간형'도 있습니다.

암의 진행도

암의 진행도는 암의 크기와 주위 림프절로 전이가 진행된 정도, 멀리 떨어져 있는 조직으로 전이가 있는지, 없는지 등으로 결정됩니다. 이 3가지 암의 진행에 대한 표준을 정한 국제적 규약이 TNM분류 방법입니다. 아래의 표와 같이, 암의 크기와 주위로 침범되는 전이도에 따라서 T0~T4까지 분류됩니다. 림프절로의 전이 정도에 대해서는 N0~N4까지 있으며 각 장기별로 분류돼 있습니다. 원격 전이의 유무에 대해서는 M0전이없음, M1전이있음의 2가지 타입으로 분류됩니다.

TNM 분류도

원발 종양	T0	종양 없음(덩어리지지 않았다)
(T: Tumor=종양)	T1~T4	암의 크기, 침범의 정도에 따라 분류
림프절 전이	T0	림프절 전이 없음
(N: lymph nodes=림프절)	N1~N4	림프절 전이의 정도에 따라 각 장기별로 분류
원격 전이	M0	원격 전이 없음
(M: metastasis=전이)	M1	원격 전이 있음

「T0」라고 하는 것은 암이 발생했지만, 아직 매우 작아 주변 조직으로의 침범이 없는 상태를 말합니다. 상피에서 유래된 암에서는 상피 내 암의 상태를 나타냅니다. 이 정도 수준이면 내시경으로 암세포만 골라내어 절제하는 수술만으로 완치가 가능합니다.

일반적으로 종양은 커지면 커질수록 위험도가 높아집니다. 예를 들어 전이가 없어도 주위의 신경이나 조직에 침범함으로써 여러 가지 신체 장애를 일으키게 됩니다. 폐암이 「경부」 또는 쇄골 아래 신경을 압박해 신경통을 일으키는 '팬코스트 종양Pancoast tumor' 또는 직장암이 방광에 침범해 혈뇨를 발생시킵니다.

림프절 전이라는 것은 림프액을 타고 흐르는 암세포가 림프절의 망에 걸려, 그곳에서 증식하는 암세포를 말합니다. 림프절에서는 림프구의 탐식 작용으로 암과 같은 이물질을 제거하는데, 그럼에도 불구하고 암세포가 림프절에 전이돼 커진다는 것은 이미 암세포가 생체 면역세포에 밀리지 않는 충분한 힘을 갖게 돼버렸다는 것을 의미합니다. 암이 발생한 근처의 림프절로 전이되지 않고 멀리 떨어진 림프절로 전이가 될 정도라면 그 후 암의 힘은 더욱더 강해지게 됩니다. 암이 다른 장기로 전이가 되면, 그것이 어느 부위에서 시작한다고 해도 그 결과는 그다지 좋을 수 없습니다.

또한 암에 따라서 전이가 되기 쉬운 장소가 있습니다. 전립선암이나 유선암, 갑상선암은 뼈로 전이되기 쉽고, 대장암은 간과 폐로 전이되기 쉽습니다. 분류를 바탕으로 암의 진행도와 확산 정도를 한번에 볼 수 있도록 작성한 것이 「단계 분류도」입니다. 임상을 통한 분류이기 때문에 임상 진행 분류라고도 번역할 수 있습니다0단계부터 4단계까지 있습니다. 암의 단계에 따라서 수술만으로 치료가 가능한 것을 비롯해 수술이 불가능한 것까지 다양하게 분류돼 있습니다.

'단계 분류도'도 TNM분류와 마찬가지로 장기별로 구분, 세부적으로 상태를 분류할 수 있습니다. 참고로 자궁암에 대한 분류를 소개합니다.

자궁암의 단계 분류도

0기	암세포가 상피 안에 머무르는 것		
I기	I a기	I a1기: 암세포가 상피의 기저막을 초과하지만 침범의 깊이가 3mm 이내이며 병변의 넓이가 7mm 이내인 것	
		I a2기: 침범의 깊이가 3~5mm 이내이며 병변의 넓이가 7mm 이내인 것	
	I b기	I b1기: 명확한 병소가 자궁경부에 국한되고 크기가 4cm 이내인 것	
		I b2기: 병소가 4cm를 넘는 것	
II기	II a기	경부를 넘어서 침범이 있지만 질벽 아래 1/3에는 달하지 않은 것 중 자궁방조직 침범은 인정되지 않는 것	
	II b기	위와 동일하며 자궁방조직 침범이 인정되는 것	
III기	III a기	침범이 질벽 아래 1/3에 달했지만 골반벽까지 달하지 않은 것	
	III b기	침범이 골반벽에 달한 것. 또한 명확한 수신증(水腎症)이나 무기능신이 인정되는 것	
IV기	IV a기	방광이나 직장의 점막에까지 침범된 것	
	IV b기	소골반강을 넘어서 확산되는 것	

암의 역학

미국에서는 2003년부터 매년 3,000명 이상, 암으로 인한 사망이 감소하고 있습니다. 조기 진찰에 따른 조기 발견과 식생활 개선, 여러 가지 통합 의료 도입 등과 같은 요소가 맞물려 그 효과가 나타나기 시작한 것이라고 볼 수 있습니다. 그러나 저소득자인 히스패닉계나 아프리카계 미국인 등과 같은 인종에 따라서는 암으로 인한 사망이 여전히 증가 추세를 보이며 이러한 사람들에 대한 대책이 필요한 상황입니다.

일본에서는 암으로 인한 사망자 수가 매년 증가하고 있지만 연령을 조정_{고령화의 영향을 제외한 연령 조정률}해보면 젊은 연령층에서는 증가율이 멈췄다는 것을 알 수 있습니다. 고령화에 따른 노인 증가가 전체 증가의 요인이지만, 예를 들어 50대만 살펴보면 남성은 답보 상태이고 여성은 약간 감소 추세를 보이고 있습니다. 이는 검진에 따른 암의 조기발견, 생활 습관 개선 및 조기 치료를 함으로써 암 사망률을 저하시킨 결과라고 생각됩니다.

암 치료의 실제

암 사망률을 줄이기 위해서는 생활 습관의 개선과 조기진단, 조기 치료가 중요합니다. 그런데 실제로 암에 걸리게 될 경우 어떻게 하면 좋을까요?

암이라는 판정을 받았을 때 패닉 상태에 빠지지 않는 사람은 없을 것입니다. 그러나 조기암이라면 수술만으로, 경우에 따라서는 내시경 수술만으로도 완치될 수 있습니다. 문제는 수술로 제거할 수 없거나 암의 진행 상태에 따라 수술이 불가능한 경우 혹은 림프절이나 다른 장기로 전이가 된 경우입니다. 재수술이나 항암제 치료도 한계에 달하게 되면, 이는 매우 심각한 상태입니다.

이러한 단계가 되면 암을 완치시키기가 힘들어집니다. 완치를 목표로 항암제 요법^{키모테라피}을 지속함에 따라 오히려 내 몸을 도와주는 아군인 면역세포가 더욱더 줄어들게 되고, 그 부작용으로 인해 더욱더 건강이 악화돼, 오히려 더 빠른 사망을 초래하게 될 수도 있습니다.

게다가 항암제 효과를 기대할 수 없는 상황이 되면 병원의 주치의는 '할 수 있는 방법은 다 해봤습니다. 이제부터는 요양하시는 것밖에 방법이 없습니다'라든지 '집으로 돌아가셔서 가족들과 함께 남은 생을 보내십시오'라고 하면서 환자를 포기해버립니다. 즉, 이러한 상황들로 인해 암 환자는 결국 버림을 받게 된 「암 난민」으로 전락하게 되는 것입니다.

그런데 정말로 이런 단계가 되면 더는 치료 방법이 없는 것일까요?

통합치료, 보완 치료를 실시하고 있는 의사들은 이와 같은 경우라면 이제부터가 진짜 승부라고 생각하고 여러 가지 수단을 강구하면서 '말기 암' 판정을 받은 사람들에게 오히려 손을 내밉니다. 저희 의사들의 입장에서도 보완 치료는 어떤 것을 선택해야 좋을지 모를 정도로 많은 선택의 여지가 있습니다. 또한 환자들 역시, 지푸라기라도 잡고 싶은 심정으로 여러 가지 수단을 시도해보려고 합니다.

서플리먼트 중에는 특정 환자에게 매우 효과적인 것도 있지만 모든 암 환자에게 두루두루 효과가 있는 것은 적습니다.

'아가리쿠스', '후코이단' 등 수많은 서플리먼트로 암이 치유된 환자가 쓴 수기는 있지만 치유되지 않은 환자의 수기는 없는 것이 사실입니다. 또한, 몇 명의 환자가 어느 단계에, 어떤 암에 사용해 몇

명이 좋아졌는지 등과 같은 과학적 자료가 제시되지 않고 있습니다.

그러나 이러한 서플리먼트가 실제로 매우 효과가 있다고 생각하는 암 환자도 있을 것입니다. 따라서 품질이 인정되고, 되도록 학술적 데이터가 뒷받침되는 서플리먼트를 엄선해 영상사진, 종양 마커Tumor marker, 신체 상태 등을 체크하면서 과학적으로 그 서플리먼트의 유효성을 파악해가며 사용해야 합니다.

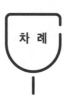

차 례

제03장 —— 온열요법으로 몸을 따뜻하게 데운다

제04장 — 디톡스(해독)로 내장벽을 정화시킨다

제01장

온열요법 암 치료의
임상보고

유방에 4cm 크기의 유선암 케이스

T.H씨 49세 여성

 원장 관찰

20세, 30세, 41세에 유선 섬유종으로 수술을 받았습니다. 현재까지 악성 소견은 없었으나 2007년 9월, 해외여행 중에 오른쪽 유방이 아파 주치의의 소개로 국립병원에서 진찰받아본 결과, 유선암 선고를 받았습니다.

병원 측은 바로 수술할 것을 권했지만, 세컨드 오피니언Second Opinion을 희망해 저희 가든 클리닉을 방문했습니다.

가든 클리닉의 유선 전문의가 진찰해본 결과, 오른쪽 유방 유륜 밑을 중심으로 직경 4cm 크기의 종양이 있었으며 유두의 변형도 생겼으므로 유방을 포함한 수술이 필요하다는 결론을 내렸습니다.

수술 전에 종양을 축소시키기 위해 항암제의 점적點滴 투여를 시작했습니다^{타키솔 60mg 투여}. 동시에 「바이오매트 보석암반욕」도 같이 시작했습니다. 처음에는 항암제 투여의 부작용으로 탈모 현상 등 부작용이 가벼운 정도였지만, 횟수를 거듭할수록 구토와 식욕 저하 증상을 보이기 시작했습니다.

1일 3회씩 바이오매트 보석암반욕에 의한 가온^{加溫}과 균실체^{버섯류에서 추출한 서플리먼트} 서플리먼트를 복용했습니다. 항암제 투여를 종료하고 수술 전에 다시 한번 맘모그래피와 초음파 검사를 받아 본 결과, 종양이 영상에서 소실되어 결국 수술을 중지하고 정기적인 검사만 받기로 했습니다.

그 후 1년이 경과했고, 종양은 완전히 소멸한 상태가 됐습니다.

이는 분명히 온열요법^{Hyperthermia}에 의해 효소 활동 및 면역력이 향상되고, 항암제와 서플리먼트가 잘 들어맞는 성공한 실례라고 할 수 있습니다.

※ 항암제, 바이오매트 보석암반욕, 균실체 서플리먼트 등 사용.

유방에 3cm 크기 유선암이
흉막으로 전이된 케이스

K.M씨 46세 여성

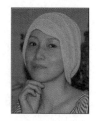

 원장 관찰

2007년 12월 중순 경, 왼쪽 유방이 아프고 당기는 느낌이 있어, 대학병원에서 검사를 받았는데 유선암 판정을 받았습니다. 병에 대한 두려움 때문에 몇몇 병원에서 다시 검사를 받았지만, 결과는 마찬가지였습니다.

3cm×3cm 크기의 딱딱한 종양과 그 주변에 13mm×10mm 크기와 13mm×11mm 크기의 작은 종양이 있었습니다. 수술 전에 항암제를 투여해야 한다고 해 4회에 걸쳐 점적 투여^{에피르비신 80mg, 엔드키산} ^{800mg}했습니다. 그리고 12월부터 「바이오매트 보석암반욕」을 주 2회씩 사용해오다가 이듬해 2월에 바이오매트를 구입해 아침, 저녁 1시간씩 2회 사용했습니다. 5월에 수술받은 후 담당 외과 의사의 말에 의하면 수술 전에 이미 종양은 상당히 작아졌고, 흉근 내 침윤도 없다고 했습니다. 이만큼 수술 전에 항암제가 효과를 보인 예는 매우 드물다고 했습니다. 수술 후, 항암제를 2회 투여했는데 수술 전이나 수술 후를 통해 항암제의 부작용도 아주 미미한 정도였으며 현재는 유방 성형 수술을 받을 예정이라고 합니다.

이분은 대학병원에서 진찰받았을 때, 온열치료^{Hyperthermia} 여부를 외래의에게 문의하니 '따뜻하게 하면 암이 더 퍼진다', '혈류가 좋아져 암이 더 커진다'는 답변을 들었기 때문에 수술받은 병원에는 본인이 온열치료를 실시하고 있다는 사실을 말하지 않았다고 합니다. 그러다 보니 그 병원에서는 항암제 효과가 탁월했던 예로 받아들이며 매우 신기해했다고 합니다.

가든 클리닉에서는 바이오매트 보석암반욕 테라피 외, 비타민C를 대량 투여^{60gr 500cc 점적} 및 플라센타 주사를 실시했습니다.

※ 항암제, 바이오매트 보석암반욕, 플라센타 제제, 비타민C 등 사용

간내 담관암과 S자 결장암 케이스

T.S씨 70세 여성

 원장 관찰

2007년 11월, 상복부에 불쾌감과 뭉치는 느낌이 있어 주치의에게 진찰받고 정밀 검사를 받아본 결과, 간의 양 엽葉에 종양이 발견됐고, 간내 담관암이라는 판정을 받았습니다. 동시에 대장내시경에서 S자 결장에 15mm 크기의 고분화 선암이 자라고 있다는 것이 확인됐지만 그 외 진행성 암은 확인되지 않았습니다.

바이러스성 B형, C형 간염은 모두 음성이었습니다. 항암제 「젬자」를 투여했는데 효과가 없었으며 '암이 이미 너무 많이 진행된 상태여서 환자의 건강 상태는 좋지 않았고, 수술은 불가능했기 때문에 앞으로 남은 생은 1개월 정도'라는 이야기를 들었다고 합니다.

지인의 소개로 가든 클리닉에 내원하셨습니다. 그때는 경구섭취가 가능했고 혼자 생활하실 수 있었기 때문에 「바이오매트 온열요법」과 비타민C 대량 투여, 흑효모, 인조마, 후코이단 투여를 시작했습니다.

멀리서 오신 분이었기 때문에 어느 정도 체류하시면서 바이오매트 온열요법을 사용하는 방법을 가르쳐드렸고, 그 후에는 자택에서 계속해서 혼자 사용하실 수 있도록 지도했습니다. 비타민C의 점적은 근처 담당 병원 선생님에게 부탁해 그곳에서도 계속해서 받으실 수 있도록 조치했습니다. 항암제 젬자가 전혀 효과가 없었기 때문에 TS-1_{S-1성분의 항암제로 경구로 섭취하는 약물요법제이다. FP항암요법의 불편함을 크게 개선한 약으로 FP보}

^{다우수한 것으로 나타났다} 항암제를 소량 복용하도록 했습니다. 통상 복용량의 1/2~1/3이었기 때문에 항암제의 부작용도 없었으며, 귀가 후 서로 연락을 취하면서 치료의 진척 상황을 확인했습니다. 처음 내원 시에는 상복부에 딱딱한 종양이 만져졌지만 지속적인 치료 결과, 딱딱했던 복부는 부드러워지고 종양마커^{Tumor marker}도 개선됐습니다.

2008년 5월에 담당 주치의와 상담한 내용을 알려주셨는데, '치료 방법이 없다'고 포기했던 담당 주치의가 놀랐다고 합니다.

'지난번^{2월 7일}과 비교했을 때, 종양이 30% 정도 축소됐습니다. 발견 시점에는 치료가 힘든 상황이었는데 이렇게 호전된 것은 매우 드문 일이며 경이적이라고 할 수 있습니다. 역시 온열요법의 효과를 본 게 아닐까요?"

 환자 본인

주치의 모르게 온열 치료와 비타민C 치료법을 실시했습니다. 주치의는 저의 회복 상태를 보고 "이 정도로 회복되기까지는 항암제인 TS-1의 효과가 컸다고 생각합니다. 데이터를 봐도 TS-1 항암제는 부작용도 적은 것 같아 잘 복용해 남은 종양을 관리한다면 오래 사실 수 있으실 겁니다"라고 말하네요.

주치의는 TS-1을 통상량의 1/2~1/3로 감량하고 있다는 사실을 모릅니다. 멋대로 약 복용을 그만두면 진찰을 하지 않겠다고 해서 그때부터는 약을 감량한 사실을 비밀로 하고 있다고 합니다.

최근 들어 효과가 없었던 젬자를 다시 한번 시작하자고 해서 곤란해하고 있다고 합니다.

※ 항암제, 바이오매트 온열암반욕, 비타민C의 대량 투여, 흑효모, 인조마, 후쿠이단 사용

 원장 코멘트

그 후 연락이 왔는데 젬자는 지난 회에 부작용도 있었고 그다지 효과가 없었기 때문에 사용을 거부하자 담당 주치의가 '그걸 복용하지 않으면 요양소든 어디든 가고 싶은 곳으로 가라'고 했다고 합니다.

그래서 저는 이 주치의 대신 환자분 집 근처에 있는 다른 담당 병원을 지정해 계속해서 진찰을 받도록 했습니다. 이처럼 암과의 전쟁에서 사용하는 무기를 항암제 외에는 사용할 줄 모르는 '암 전문의사'가 수많은 암 난민을 배출하고 있는 것입니다.

T.S씨의 날짜별 종양마커 변동 데이터

년원일	08.4.23	5.7	5.21	6.17	6.25	7.16	8.6	8.13
CEA	949.2	534.3	786.4	442.2	564.3	532.4	685.2	752.1
CA19-9	215	231.3	132	108.5	92	93	136.7	126

개선되고 있는 T.S씨의 종양마커

현재, 이 환자는 식욕도 있고 건강하며, 본인도 건강한 삶을 유지하고 있기 때문에 치료를 바꿀 필요는 없을 것 같습니다.

기관에 유착한 식도암 케이스

U.Y씨 65세 남성

 본인 코멘트

일도 힘들고 매일 귀가 시간도 늦었으며, 몸 상태도 좋지 않아 2008년 5월, 삿포로의 한 병원에서 검사를 받아본 결과 식도암 판정을 받았습니다. 암은 이미 식도에서 기관으로 전이됐고, 암의 진행 속도가 너무 빠른 상태Metastasis 4a 원격 전이 있음였기 때문에 수술도 불가능하다는 이야기를 들었습니다. 그래서 항암제와 방사선 치료를 약 2개월간 받았습니다.

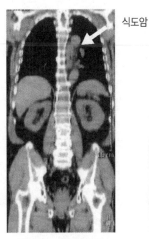

식도암

치료 전, 전신CT 소견,
화살표 부위가 종양

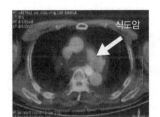

식도암

U.Y씨의 식도암 전신 CT촬영 사진

8월 5일에 가든 클리닉을 알게 돼 8월 14일에 입원했습니다.

그곳에서 「바이오매트 보석암반욕」과 「호르미시스 암반욕」 등을 사용하고, 비타민C와 게르마늄 주사도 맞았습니다. 퇴원 후에는 집에서 보석암반욕을 할 수 있도록 바이오매트를 구입해 아침, 저녁 2회씩 70℃로 설정해 혼자서 온열치료를 했고 잘 때는 보통 미지근한 온도로 사용했습니다. 서플리먼트는 3종류를 마셨습니다.

8월 하순에 병원에 갔더니 상당히 좋아졌다고 하며 세포를 채취해 검사를 했습니다. 9월 11일, 검사 결과를 확인하러 갔더니 '식도암이 완전히 사라졌다'라는 이야기를 듣고 정말 놀랐습니다. 현재는 매우 건강하고 식욕도 있습니다. 저는 이 모든 사실이 믿어지지가 않습니다.

현재 암은 치유됐지만 재발을 막기 위해 바이오매트 온열암반욕을 매일 실행하고 있습니다.

※ 바이오매트 보석암반욕, 호르미시스 암반욕, 버섯효소엑기스, 비타민C. 게르마늄 제제, 파프라루papura-ru 제제 등 사용

전립선암 케이스

M.K씨 66세 남성

 본인 코멘트

2001년 10월, 욕조에서 몸을 움직여보니 대퇴골에서 이상한 소리가 나면서 아픔이 느껴져 병원에서 진찰을 받아본 결과, 대퇴골에

금이 갔다고 했습니다. 바로 입원했으나 아픈 증상이 개선되지 않아 바로 퇴원했습니다.

이듬해 5월, 허리와 등에 통증이 있어 정형외과를 다니면서 종합병원을 소개받아 정밀검사를 받아본 결과, 전립선암 선고를 받았습니다. 종양마커는 12715.0으로 크기가 너무 커 수술이 불가능한 상태였기 때문에 호르몬 치료법을 시작하게 됐습니다.

그 후, 가든 클리닉을 방문해 「바이오매트 보석암반욕」을 시작했습니다. 호르몬제의 투여를 중지했기 때문에 0.15 정도까지 낮아졌던 종양마커는 2007년 9월에 41 이상으로 커졌습니다.

그런 가운데 바이오매트 보석암반욕, 호르미시스 암반욕, 사우트 미스트, 플라센타 주사와 호르몬제 투여를 병용하면서 치료를 실시한 결과, 종양마커 수치는 낮아지기 시작했고 마침내 올해 2008년 5월에는 0.011까지 낮아졌습니다.

지금은 이렇게 종양마커가 낮아졌지만 아직도 암과 싸우고 있는 분들과 함께하기 위해 한 달에 3, 4회 가든 클리닉을 방문해 바이오매트 온열치료를 받고 있습니다. 호르몬제의 부작용으로 다리가 무겁고 피로하지만, 온열치료를 받고 나면 매우 편안해집니다. 특히 저는 부작용이 심하게 나타나는 타입이라서 가끔 등에 통증을 느끼기도 하지만 말초혈관의 혈류가 개선되면 부작용도 가벼워진다고 하니 걱정은 안 됩니다.

 원장 관찰

위의 첫 번째와 두 번째의 경우처럼 유선암은 병소가 체표면의 얕은 곳에 있기 때문에 바이오매트 온열치료가 매우 효과적이라는 것을 알 수 있습니다. 세 번째의 경우에도 딱딱한 종양이 복부 벽에서 만져질 정도로 체표면으로부터 얕게 있기 때문에 바이오매트 온열 효과가 높았던 것이라 생각합니다. 병변病變이 골반 깊숙이 있는 경우, 온열 효과가 낮을 가능성이 있으므로 치료 횟수를 늘리거나 체온 유지를 항상 염두에 두어야 합니다.

M.K씨의 종양마커 변동 데이터

년원일	02.5.11	03.3.10	04.5.17	05.1.17	07.9.10	08.5.29
마커	12715.0	2.980	2.220	0.150	41.680	0.011

올해 5월에 0.011로 축소된 M.K씨의 종양마커

좌우 유방에 10mm와 12mm 크기의 종양 케이스

H.K씨 51세 여성

 본인 코멘트

저는 2008년 2월에 「바이오매트」를 알게 됐습니다. 올해 1월에 직장암 수술을 받은 아버지의 건강을 위해 우선 아버지께 사용하실 것을 권했습니다. 그 결과, 아버지는 4, 5월에 서서히 건강을 되찾으셔서 지금은 농사일에도 복귀하셔서 밭일을 할 수 있게 됐습니다.

저는 그것을 보고 바이오매트의 힘을 확신하게 됐습니다. 실은 예전에 검사를 받아본 결과, 유선암이 의심된다는 진단을 받은 적이 있는데 이것이 마음에 걸려 2006년 11월에 친구와 함께 시즈오카 암센터를 방문해 다시 검사를 받아 보았습니다. 그 결과, 좌우 모두 10mm와 12mm 크기의 종양이 발견됐습니다.

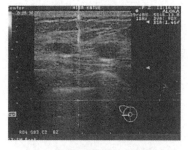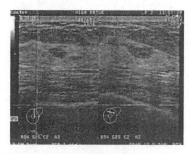

06년 11월, 유선 오른쪽에 12mm, 유선 왼쪽에 10mm의 종양이 있었다.

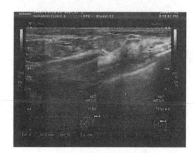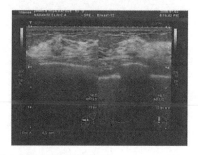

08년 7월, 검사에서 종양이 축소되어 수술할 필요가 없게 되었다.

H.K씨의 10mm와 12mm 맘모그래피

병원에서는 수술을 권했으며, 저는 수술 예약까지 했지만, 아버지 께서 바이오매트로 건강을 되찾으시는 모습을 직접 보았기 때문에 우선 매일 바이오매트로 몸을 따뜻하게 데우기로 했습니다.

저는 하루에 1시간씩 2세트를 실시했습니다. 바닥에는 프로 바이 오매트를 깔고 누운 후 몸의 위쪽에는 미니 바이오매트를 덮고 70℃

로 온도를 맞추어 놓고 1시간씩 환부와 몸 전체를 따뜻하게 하는 방법으로 사용했습니다. 이러한 방법으로 약 5개월 동안 꾸준히 사용했습니다.

그런데 이번 달 병원에서 맘모그래피 검사를 받아보니, 종양이 축소돼 더 이상 수술을 받을 필요가 없는 상태가 됐다고 합니다. 그뿐 아니라 유선이 증가해 '30대 가슴 같아졌다'고 하셨습니다.

바이오매트는 제 암을 치유해줬을 뿐만 아니라 제 가슴의 젊음도 되찾아주었습니다.

※ 바이오매트 보석암반욕을 사용

3cm 크기의 유선암을 포함한 3개의 종양 케이스

T.K씨 76세 여성

 본인 코멘트

2007년 2월에 유선암이라는 사실을 알게 돼 수술을 권유 받았습니다. 제게는 3cm 크기의 유선암을 포함해 모두 3개의 종양이 있었습니다. 저는 지인을 통해 「바이오매트」에 대해 잘 알고 있었으므로 수술을 거절하고 4개월간 하루에 1시간씩 2세트 바이오매트 치료를 실시해 몸을 따뜻하게 데웠습니다.

그 결과, 올해 7월에 실시한 검사에서는 3cm 크기의 종양이 1cm로 줄어들게 됐고 종양도 2개로 줄어들었습니다. 주치의와 간호사 모두 놀랐습니다.

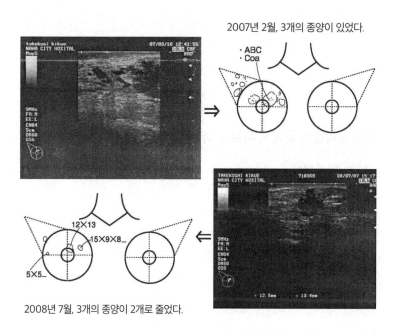

2007년 2월, 3개의 종양이 있었다.

2008년 7월, 3개의 종양이 2개로 줄었다.

T.K씨의 10mm와 12mm 맘모그래피 사진

이제는 수술할 필요가 없다고 됐지만, 저는 바이오매트를 계속해서 사용하고 있습니다.

바이오매트를 사용한 후 유선암만 치유된 것이 아닙니다. 놀랄 만한 효과가 또 있었습니다.

저는 1994년부터 왼쪽 눈이 잘 보이지 않았는데, 병원에서는 저에게 수술을 해도 치유되지 않을 것이라고 선고를 했습니다. 그 후로도 사물이 빨갛게 보이거나 검게 보이거나 했는데, 바이오매트를 사용한 후부터는 눈이 정말 좋아졌습니다.

이와 더불어 수년간 지속됐던 저의 허리통증이 사라진 것도 놀랄 일입니다. 지금은 몸 상태가 많이 좋아져 매일 건강하게 생활하고 있습니다.

편평상피암이 목에서 폐로 전이된 케이스

H.Y씨 50세 남성

 본인 코멘트

4월 23일, 오키나와 종합병원에서 잇몸치료를 받던 중 종양이 의심된다는 이야기를 들었습니다. 그래서 5월 13일에 다른 종합병원에서 CT 검사와 에코 촬영을 했습니다. 무엇이든 해야 한다고 생각했기 때문에 5월 16일부터는 아침, 점심, 저녁에 후코이단을 2g씩 복용하고 바이오매트 보석암반욕을 매일 점심 때 1시간씩 실행했습니다.

5월 19일에 13일에 했던 검사의 결과가 나왔는데, 편평상피암 4기였습니다. 림프절에 11mm의 암이 보이며 이미 아래턱과 목덜미로

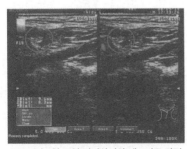 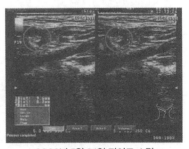

| 2008년 5월 13일 편평상피암 제 4기로 판정 | 2008년 5월 24일 전이도 소멸 |

H.Y씨의 편평상피암 초음파 촬영

전이됐고, 아래턱을 만지면 동글동글한 것이 만져졌는데 그것이 바로 암이라고 전문의가 말했습니다.

5월 22일, 종합병원에 입원했을 때 아래턱에 뭉쳐있었던 것이 사라졌습니다. 5월 23일에 아침, 점심, 저녁 후코이단을 2g씩 복용했습니다. 5월 24일이 되자 암이 폐까지 전이됐을 우려가 있다고 해 다른 병원에서 PET 검사Positron emission tomography 검사, 양성자 방출 단층촬영 세포의 분자와 유전자가 변하는 것을 감지한다. 암의 전이 등 시간을 다투는 질환을 조기에 발견할 수 있다를 받았습니다.

이날부터 아침에 1시간씩 보석암반욕을 하기 위해 바이오매트를 사용했으며 매일 아침, 점심, 저녁 후코이단을 2g씩 계속 마셨습니다.

5월 29일에 전문의가 모여 PET 검사 결과를 보면서 치료 방법을 결정하려고 했습니다. 다음날인 30일, PET 검사 결과를 듣기 위해 가족과 함께 종합병원을 방문했습니다.

이때 주치의가 '암이 사라졌습니다' 라고 했습니다. 폐로 전이되기는커녕, 원래 있었던 림프절 전이도 모두 사라졌으며 의사의 촉진觸診으로도 암이 사라졌음을 확인할 수 있었습니다. '13일 에코검사를 할 때는 분명히 암이 보였는데…' 라며 신기하게 생각했습니다. 아직 치료를 시작하지도 않았는데 암이 소멸됐다고 하니 납득이 되지 않았고, 병원에서는 난처해하는 눈치였습니다.

유방암에서 폐로 전이된 케이스

M.Y씨 34세 여성

 본인 코멘트

2008년 2월에 병원에서 검사를 받은 결과, 오른쪽 폐에 2개의 암이 발견됐습니다. 처음 암이 발생한 유방에서 폐, 기관지, 뇌, 뼈로 전이돼 이제 제게 남은 생은 3개월 정도라는 판정을 받았습니다.

그때부터 항암제 및 방사선 치료를 시작했습니다.

올해 7월 14일부터 바이오매트 보석암반욕을 소개받아 매일 40분씩 70℃로 온도를 설정해 사용하기 시작했습니다. 첫날부터 검은색 변을 봤으며 이튿째에는 혈액 덩어리가 섞인 가래가 아주 많이 나왔습니다. 사용한 지 3일째부터는 지금까지 없었던 식욕이 생기기 시

바이오매트 사용(2008년 3월 14일 시작)

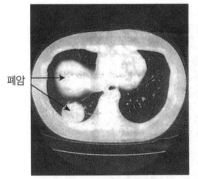 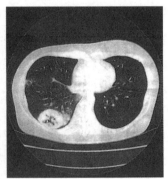

| 폐암, 2008년 2월 22일 | 2008년 10월 1일 |

폐암

반 년 사이에 폐로 전이된 암이 사멸된 CT촬영 사진

M.Y씨의 폐로 전이된 암 CT촬영

작했습니다.

그리고 6개월 후인 8월 1일, 검사 결과 아래의 사진과 같이 상부의 암이 완전히 사라졌고, 하부의 암도 가운데 공동만 보이며 이미 휴면, 또는 사멸된 상태라고 했습니다. 외부를 둘러싸고 있는 체지방의 두께도 얇아졌습니다. 혈액 검사도 이상이 없었습니다.

암의 재발 및 진행을 막기 위해서는…

암에 걸린 후에는 재발과 전이를 어떻게 예방할 것인가가 중요합니다. 암은 생활 습관에서 오는 병입니다. 당뇨병 혹은 고지혈증 치료와 동일한 수준으로 모든 것을 절제하고 올바른 생활을 하는 것이 중요합니다.

당뇨병 환자나 비만인 사람들에게 암 발생률이 높다는 것은 이미 널리 알려져 있는 사실입니다. 암의 발생 원인은 유전자의 돌연변이에 의한 것이라는 것은, 앞에서도 설명했지만 통상은 p53^{단백질이 세포분열}을 못하게 막아내는 물질이다. 인체 세포 안에 있는 23쌍의 염색체 중 17번째에 들어있는 대표적인 항암 유전자이다. 세포가 제멋대로 증식하거나 돌연변이를 일으키는 것을 막아주는 역할을 하므로 이 유전자가 제 기능을 하지 못하면 암이 생긴다고 한

^다유전자로 대표되는 암 억제 유전자가 발생시킨 암세포에 아포토시스^{세포의 자살}를 명령하면 암세포는 살아남을 수 없습니다. 암이 성장하기 위해서는 이 p53유전자의 힘이 부족한 상태, 즉 면역력이 저하된 상태가 필수 조건입니다.

암에 걸린 후에 치료를 하는 것보다, 자기의 몸을 암에 잘 걸리지

않는 체질로 만들어주기 위해 적당한 운동을 한다는 마음가짐과 함께 올바른 식생활을 하는 것이 중요합니다.

흡연과 암 사이에 밀접한 관계가 있다는 사실은 수백 개의 역학조사를 통해 확인됐습니다. 담배 외에 자외선, 알코올 등도 암 발생과 관련이 있다고 합니다. 국제 암 연구재단에 의한 '암 예방을 위한 10계명'을 참고하면서 자신의 체질 개선을 위해 노력해야 합니다.

암은 무섭지 않다!

누구에게나 암세포는 매일 3,000개 이상 발생하고 있다

암을 치료함에 있어 환자들이 깊이 인식해야 할 것이 있습니다. 바로 「이 병의 원인은 나 자신의 생활 습관에 있다」는 것과 「내가 만든 병은 내가 고칠 수 있다」고 확신하는 것입니다. 병의 원인과 특징을 인지한다는 것은 치료 방법을 이해하는 것 이상으로 중요합니다. 여기서는 암에 관한 몇 가지 특징들을 소개하겠습니다.

'암은 죽음'이라고 생각하는 사람들이 많기 때문에 암에 대해 필요 이상으로 공포감을 갖는 환자들이 많은 것이 사실입니다. 그러나 이는 큰 오해입니다. 우선, 왜 암으로 인해 죽게 되는지부터 생각해보고 오해를 풀어가도록 합시다.

첫 번째 큰 오해는 '암으로 인해 죽는다'라는 말입니다. 사람은 암 그 자체로 목숨을 잃게 되는 경우는 없습니다. 예를 들어 심근경색으로 인한 사망은 심근으로 영양이 운반되는 혈관이 막힘으로써 심근의 움직임에 직접 영향을 줘 심장이 정지돼 사망합니다. 그러나 암은 사망의 직접적인 원인이 아닌 간접적인 원인입니다. 암세포는 끊임없이 증식하면서 2차적으로 인체에 위해危害를 가하게 됩니다. 이는 암이 여타의 병과 결정적으로 다른 점입니다.

암세포가 증식하게 되면 대량의 영양분을 소비하므로 정상세포가 더 이상 영양분을 확보할 수 없게 됩니다. 암이 커지면 커질수록 영양분을 더욱더 독점하게 되기 때문에 정상세포는 계속 영양 부족 상태에 빠집니다. 암 환자가 점점 마르게 되는 것도 바로 이런 이유 때문입니다. 영양부족이 된 정상세포는 결국 기능이 저하되고, 증식한 암세포는 정상세포를 점령하게 돼 내부 장기를 비롯, 인체의 각 기관이 암세포의 침범으로 인해 더 이상 제 기능을 하지 못해 최종적으로는 죽음에 이르게 되는 것입니다.

한마디로, '영양부족'과 '정상세포組織의 기능포지션 상실'이 사망의 원인이라고 할 수 있습니다.

암세포의 증식을 막으면 암으로 사망하는 일은 없다!

그러면 어떻게 하면 암으로 사망하지 않을까요? '암세포 수가 늘어나지 못하게 억제하는 것'과 '영양을 보충하는 것'이 포인트입니다.

아무리 건강한 사람이라도 매일 3,000~6,000개의 암세포가 체내에서 만들어집니다. 그러나 아무리 많은 암세포가 생성되더라도 인체 면역세포의 활동으로 인해 암세포의 수가 늘어나지 못하게 억제

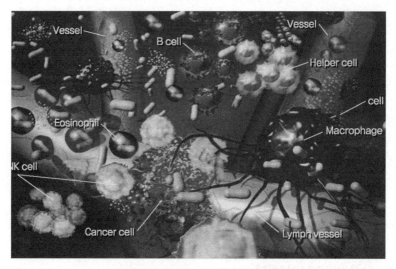

암세포를 살해하는 인체 면역세포들

가 되므로 암이 발병하지 않습니다. 건강식품 등의 설명서에서 '면
역력을 강화시킨다'라고 하는 문장을 종종 보게 되는데 선천적, 후
천적인 면역부전인 경우를 제외하고는 누구나 암세포를 억제하기
위한 충분한 면역력을 갖고 있습니다. 면역력만 충분히 발휘된다면
암세포의 증식은 막을 수 있습니다.

　면역력이 항상 발휘되기 위해서는 생활환경을 개선하고 스트레스
를 줄이는 것이 중요합니다. 정신적인 스트레스와 과식, 음주, 흡연
등과 같은 육체적인 스트레스를 줄이는 것은 누구나 쉽게 실천할 수
있는 일입니다.

　다음으로 영양 보충인데, 여기서 주의해야 할 점이 있습니다. 암
세포는 당분, 특히 정제된 당질을 매우 좋아합니다.

　이런 예가 있습니다. 암 환자에게 고농도의 영양분을 공급하면 암세포는 빠르게 증가해 종양이 급격하게 커지게 됩니다. 암 환자가 야위어간다고 해서 암 환자에게 영양분을 한꺼번에 섭취시키면 암은 커질 수밖에 없습니다.

식사를 통한 영양 섭취는 반드시 필요하지만, 현미와 채식 중심 식생활로 전환하는 것이 바람직합니다. 암은 채소 중심의 영양소 흡수에는 그다지 적극적이지 않습니다. 채소 중심의 식사, 소화, 배설 사이클이 원활한 식사는 암의 증식을 방지합니다.

암은 이렇게 발생한다

생물의 세포는 증식을 통해 신체를 형성합니다. 즉, 유전 정보를 갖고 있는 DNA를 통해 세포가 복제되는데 가끔 정확한 유전자 복제를 실수하는 경우가 있습니다. 이 유전자 복제의 실수가 정상세포가 암세포로 바뀌는 계기가 됩니다.

유전자가 회복 불능인 상처를 입게 되면 유전자는 원활한 복제를 할 수 없어 세포를 복제할 때 실수를 일으킵니다. 이것이 암 발생의 계기가 된다는 의미에서 의학계에서는 이것을 '이니시에이션Initiation' 이라고 합니다. 이니시에이션이라는 단어는 예전에 사회를 들썩이게 했던 종교단체가 적극적으로 사용한 적이 있기 때문에 이에 대해 좋지 않은 이미지를 갖고 있는 분들도 계시겠지만 본래의 의미는 '인생의 전환기에 이루어지는 의식이나 의례'입니다.

이렇게 암 발생의 이니시에이션을 일으키도록 유전자에 상처를

내는 원인체들을 '이니시에이터^{Initiator}'라고 하며 활성효소, 활성산소$^{free\ radical}$, 자외선, 배기가스, 방사선, 식품첨가물, 농약 등과 같은 화학적 공해 물질들이 이에 해당됩니다.

이니시에이터에 노출된다고 해서 암에 걸리는 것은 아닙니다. 암세포가 만들어져도 암조직으로 성장하는 것은 그렇게 쉬운 일이 아니기 때문입니다. 왜냐하면 대식세포, 네츄럴킬러^{NK}세포 등 인체 면역세포들이 암세포를 발견해 곧바로 공격해 죽여버리기 때문에 대개의 경우 암세포들은 성장하기도 전에 소멸돼버립니다.

그러나 만약 면역세포가 정상적으로 기능하지 않는다면 암세포는 암세포군으로까지 성장할 가능성이 높습니다. 또한 암세포 중에는 면역세포의 활동을 방해하는 암세포도 있습니다. 바이러스, 지방, 염분 등은 면역세포의 활동을 방해하는 '프로모터^{Promoter}'라고 불립니다. 이 프로모터들이 면역세포 활동을 방해하게 되면 암세포는 그틈에 재빨리 성장하게 되며 그 증식 속도는 더욱더 빨라지는데 이과정을 '프로모션^{Promotion}'이라고 합니다.

암은 유전자의 복제 실수로 인해 발생한다

정상세포가 암세포로 변하기까지의 흐름에 대해 간단히 설명하겠습니다.

유전자의 복제 실수를 계기로 '이니시에이션'이 일어나 초기 암세포가 발생합니다. 이때 인체 내의 면역시스템이 정상적으로 움직이지 못한다면 암세포는 커다란 조직으로 성장하는 빠른 증식^{프로모션}단계로 넘어갑니다. 프로모션은 암세포가 급속히 성장해가는 과정을 가리키는데 이 시기에 암을 발견한 경우라면 식생활 및 지나친 업무 등의 무리한 생활 습관을 근본적으로 개선해 치료할 경우 암의 완치를 기대할 수 있습니다.

그러나 이때쯤 암은 한 시기를 지나면서 폭발적으로 성장하게 됩니다. 암 환자들이 급격하게 야위어갈 때가 바로 이 시기입니다. 이 시기를 '프로그레션^{progression}'이라고 하며 눈에 띌 정도로 체중이 줄어들면서 체력이 갑자기 떨어지게 됩니다. 일반적으로 말하자면, 이 것은 이미 손을 쓸 수 없을 정도로 늦어버린 시기에 해당합니다.

암에 대처하기 위한 체력이 거의 바닥 난 상태이기 때문에 아무리 음식을 먹어도 체내에서는 영양을 섭취할 수 없어 죽음을 기다릴 수밖에 없는 단계입니다.

프로모션의 마지막 단계가 되면 암조직은 직경 2~3cm 정도의 크기로 성장합니다. 이 단계에서 암세포와 면역세포의 싸움의 경우 암세포가 우위를 점령하는 방향으로 형세가 역전됩니다. 이 시기의 환자의 혈액을 보면 림프구라는 면역세포가 급격히 줄어든 모습이 관찰됩니다.

NK세포 및 면역세포의 사령관과 같은 활동을 하는 T세포 등이 바로 이 림프구입니다. 면역세포의 중심이 되는 림프구가 줄어들었다는 것은 이미 암과 대항해 싸울 수 있는 기운이 불리해졌다는 증거입니다.

암은 10년에서 15년에 걸쳐 1kg으로 성장한다

참고로 암의 성장 과정과 인체의 죽음에는 다음과 같은 기준이 있습니다. 1개의 암세포는 더블링 타임Doubling Time, 암의 크기가 2배가 되기 위해 필요한 시간이 보통 15일에서 2개월 정도입니다. 그 후로도 계속해서 두 배로 증가해 1~4년이라는 시간 동안 약 100만 개 정도로 증가합니다. 그리고 이 정도 개수가 되면 인체의 면역계는 적극적으로 암세포를 없애려는 기능이 작동하기 시작해 더블링 타임은 15~60일에서 2~3년 정도로 길어지게 돼 이때의 암 성장은 완만해집니다. 또한 이때부터 암세포는 9~14년에 걸쳐 약 30회 정도로 세포를 분열해 약 1g 정도의 덩어리가 됩니다.

이렇게 커지게 되면 그 덩어리 속에 있는 암세포는 약 10억 개 정도까지 늘어난 상태라고 보면 됩니다. 이 정도 크기면 암 검사를 할 때 바로 발견됩니다.

이 단계까지 암세포가 증식하게 되면 인체의 면역 저하와 더불어 암세포의 증식 속도가 빨라져 1년 반~8년평균 3년 정도면 직경은 약 10cm, 무게는 약 1kg 정도 크기의 암 덩어리가 됩니다. 체중이 60kg인 사람에게 1kg 정도 크기의 암 덩어리가 생기면 바로 사망에 이르게 됩니다. 이는 1개의 암세포가 만들어진 뒤, 15~20년 만에 암세포가 이 정도로 크게 성장하게 된다는 계산입니다.

이미 암에 걸려있는 상태에서도 주의해야 할 점은 최악의 상황이라 하더라도 암세포가 프로그레션폭발적 성장 되지 않도록 진행을 막아야 한다는 것입니다. 반대로 말하면 프로그레션으로까지 진행되는 것을 막는다면 암으로 인한 사망은 피할 수 있다는 것입니다.

면역 기능으로 암을 제압하는 것이 맞다

암의 진행을 막기 위해서 가장 중요한 것은 신체의 자연치유력을 향상시키는 것입니다. 우리의 온몸을 폭격하는 것과 같은 항암제 요법도 분명 중요하지만, 우선은 암을 단번에 공격해 소멸시키려 할 것이 아니라 인체가 가지고 있는 면역기능을 서서히 활성화시킴으로써 암의 증식을 막을 수 있다는 생각을 가져야 합니다.

저는 암과 싸우기 위해서는 최종 무기인 서양 의학적인 공격 방법, 영양학적인 접근, 마음과 생각을 포함한 생활 습관의 개선, 민간요법과 전통 치료법 등 모든 가능한 방법을 종합적으로 조합시킨 뒤, 최선을 다해 환자의 현재 상태에 맞춰 적절한 치료를 실시해야 한다고 생각하면서 이를 실천해나가고 있습니다.

암의 특징을 알면 대책이 보인다

누구나 두려워하는 암이란 도대체 뭘까요? 아무리 두려운 상대방이라 해도 그 특징을 알면 냉정한 마음을 되찾을 수 있을 것입니다. 암의 주요 특징으로는 다음과 같은 7가지가 있습니다.

① 원래는 정상 세포이던 세포의 유전자가 변형된 것이다

② 외부의 명령에 따르지 않는다

③ 수명이 영원하다

④ 영원히 증식한다

⑤ 다른 기관으로 전이가 된다

⑥ 새로운 혈관을 만든다

⑦ 생명력이 강하다

이런 특징들을 보면 암은 상당히 무서운 상대라는 생각이 듭니다. 그러나 암의 특징을 알게 되면 그 치료법을 찾을 수 있는 힌트가 그 안에 있다는 것을 알 수 있습니다. 이러한 7가지 특징이 무엇인지 간단히 설명하자면 다음과 같습니다.

(1) 원래는 정상이던 세포의 유전자가 변형된 것이다

암세포는 원래 정상 세포의 유전자가 상처를 입은 결과 생겨납니다. 원래라면 유전자에 상처가 난 세포는 그대로 죽도록 프로그램화 돼 있지만 상처가 난 부분에 따라서는 세포가 죽지 않고 암세포로 변형될 수 있습니다.

(2) 외부의 명령에 따르지 않는다

암세포는 외부의 명령을 받아들이는 부분이 잘 작동하지 않습니다. 그래서 가장 곤란한 것은, 암을 무서운 병으로 만들고 있는 이유 중 하나인 '세포증식'이 멈추지 않고 계속된다는 것입니다. 암세포

가 계속해서 증식하지 않는다면 어느 정도 커지더라도 수술로 제거해버리면 그리 무서운 병이 아닙니다. 그러나 증식을 멈추라고 신체에서 아무리 명령을 내려도 증식 중인 암세포 유전자에 전달되지 않으므로 암세포는 점점 늘어날 수밖에 없습니다.

(3) 수명이 영원하다

정상세포는 어느 정도 시기가 되면 자연스럽게 스스로 소멸하게 되어 있습니다. 또한 세포 안에 이상이 발생했을 때도 역시 소멸하게 되어 있습니다. 이것을 아포토시스^{세포의 자살}라고 합니다. 그러나 암세포는 상처를 입어도, 외부로부터 소멸하라는 명령이 들어와도, 소멸하기는커녕 그 증식을 멈추지 않습니다. 정상세포는 일정 이상 횟수로 세포 분열을 하면 세포 내 아포토시스가 자동으로 작동해 스스로 소멸하도록 프로그램돼 있지만, 암세포는 분열 횟수를 세는 카운터가 항상 0인 상태를 유지하기 때문에 세포 분열을 아무리 많이 해도 그 수명이 무한합니다.

(4) 영원히 증식한다

암세포는 자기 주인인 인체가 아무리 죽음에 직면하더라도 증식을 멈추지 않습니다. 오히려 급속한 증식에는 많은 에너지가 필요하기 때문에 계속해서 인체 내에서 더 많은 영양분을 뺏어옵니다.

(5) 다른 기관으로 전이가 된다

암세포가 증식을 계속해 커다란 암 덩어리가 되면 혈관이나 림프관을 통해 다른 부위로 이동하기 시작합니다. 이것이 전이입니다. 인체의 다른 기관으로 전이된 암세포는 그곳에서 자리를 잡고 다시 증식을 계속하고, 또 다른 곳으로 전이가 됩니다. 이렇게 되면 신체의 어느 부위에 암세포가 자라고 있는지 특정지을 수가 없기 때문에 치료가 매우 힘들어집니다.

⑹ 새로운 혈관을 만든다

암세포는 끊임없이 증식을 하려 하기 때문에 그 활동량이 정상세포보다 훨씬 더 많습니다. 그러면 증식 활동을 위해 필요한 영양분이 금방 부족해지기 때문에 자신에게만 통할 수 있는 혈관을 근처 혈관으로부터 생성해냅니다. 즉, 가장 가까운 혈관으로부터 자신만의 파이프라인을 만들어 영양을 공급받는 것입니다. 이렇게 신생 혈관을 생성하게 되면 영양분을 공급받는 한, 암세포는 결코 죽지 않게 되어 버립니다.

⑺ 생명력이 강하다

암세포가 증식해 커다란 덩어리가 되면 그 중심부의 암세포까지는 영양이 제대로 전달되지 못하게 됩니다. 그러나 암세포는 영양 전달이 중단되더라도 한동안 죽지 않고 견딜 수 있는 능력을 갖고 있습니다. 정상세포라면 바로 죽게 될 정도로 심각한 상황이어도 암세포는 영양이 다시 전달될 때까지 죽지 않고 버텨냅니다.

항암제를 배출한다

그 외에도 암은 항암제 등의 약제를 투여해도 그것을 세포 밖으로 배출시켜 스스로 보호할 수 있는 메커니즘을 갖고 있습니다. 이 메커니즘은 본래 정상세포가 갖고 있던 유해물질 배출 메커니즘인데 이것을 암세포도 그대로 활용하고 있는 것입니다. 더구나 암세포는 유해물질을 배출하는 기능이 과도하게 발달해 정상세포의 배출 시스템보다 강력하게 항암제를 배제합니다.

처음에는 효과를 보이는 항암제도 사용하면 할수록 그 치료 효과가 사라지게 되는 것도 바로 이것 때문입니다반 항암제 유전자 ADG의 발현.

유전적 다양성이 있다

한 사람의 암을 꺼내 관찰해보면 종류가 다른 여러 가지 암세포가 혼재해 하나의 암 덩어리를 이루게 된 경우가 있습니다. 즉, 염색체 이상을 일으킨 여러 종류의 암세포들이 한곳에 모여 하나의 암세포 덩어리를 형성하고 있는 것입니다. 종류가 다른 암이 한 군데 모여 있다는 것은 한 종류의 항암제를 투여했을 때 효과가 발휘되는 것도 있고 효과가 없는 것도 있다는 뜻입니다. 그러나 여러 종류의 항암제를 한꺼번에 투여하면 환자에게 부작용에 대한 리스크가 매우 높아져 생명이 위험해질 수도 있습니다.

면역력이 암 발생을 저지한다

이처럼 암세포의 특징을 살펴보면, 암세포는 경이적인 생존 능력을 갖고 있다는 것을 알 수 있습니다. 능력만 본다면 정상세포는 암세포와는 상대도 되지 않습니다. 그러나 정상세포 중에서는 암세포를 잇달아 공격해 제거할 수 있는 강력한 용사도 있습니다.

바로 내추럴 킬러^{NK}세포를 포함한 림프구 등의 백혈구는 각각 역할 분담을 하면서 강력하게 암세포를 공격합니다. 훌륭한 질서 체계를 바탕으로 효과적으로 싸웁니다. 이는 모두 뇌의 명령이 제대로 전달됐을 경우에만 해당되지만, 신체 내에서 하루 3,000~6,000개나 만들어지는 암세포를 무난히 처리하고 있는 것을 보면 우리의 몸은 이미 매우 강력한 아군으로 무장돼 있는 것과 다름없습니다. 이렇게 면역 세포들은 우리 몸에 암이 발증發症하지 않도록 막을 수 있는 충분한 능력을 갖추고 있습니다.

따라서 인체 면역력이 되도록 줄어들지 않게끔 하면서 방사선 치료 혹은 항암제 치료를 해야 하며, 항암제를 사용하더라도 면역력을 강화시켜주는 온열요법이나 서플리먼트 치료법을 병용해야 합니다. 또한 매일 음식물을 섭취하는 올바른 식생활도 매우 중요합니다. 암에는 영양분을 공급하지 않으면서 체내효소를 활성화시키며 면역력을 높여주는 곡물류나 채소류, 해조류, 버섯류 등을 섭취하는 것이 비결입니다.

가장 중요한 것은 마음가짐을 어떻게 갖느냐인데, '나는 반드시 치유된다!'와 '나는 더 이상 안되겠다. 이제 죽겠구나' 중 어떤 마음가짐을 갖느냐에 따라 같은 치료법을 사용해도 결과에는 큰 차이가 나타납니다. 저희 클리닉에서는 환자들이 고립되지 않도록 직원들이 항상 말을 걸어주며 '저희가 당신의 병을 고쳐 드릴게요'라는 분위기를 만들기 위해 노력하고 있습니다. 식사의 경우 곡물과 채식과 어패류를 중심으로 한 맛있는 요리를 함께 먹으면서 환자들의 웃음이 끊이지 않도록 즐거운 분위기를 만들고 있습니다. 식사가 끝나면 친구들과 웃으면서 잡담을 하거나 가라오케를 즐깁니다.

환경 역시 매우 중요하기 때문에 저희는 병원과 같은 분위기를 없애고 마음의 위안이 될 수 있는 그림이나 생화로 주변을 장식합니다. 그래서인지 '여기가 정말 병원이 맞아?'하며 의아해하시는 환자분도 계십니다.

무엇보다 즉시 효과를 보이는 치료법을 실시해 빠른 시일 안에 몸의 상태를 개선시키는 것이 중요합니다. 몸에 힘이 솟으면 바로 희망이 생기고 환자들에게 웃음이 돌아오고, 의욕과 기력도 같이 향상됩니다.

이렇게 되기까지는 「바이오매트 보석암반욕 테라피」가 매우 큰 도움이 되고 있습니다. 그럼 이제 다각적 온열 면역강화 치료법에 대해 소개하겠습니다.

림프구 (B세포, T세포, NK세포를 가리켜 림프구라 한다)

B세포

T세포의 명령을 받아 적을 공격하기 위한 항체(면역체)를 만든다. 항체로는 IgM, IgG, IgE와 같은 종류가 있다.

NK세포

내추럴킬러세포라고도 한다. 대형 세포로 알려져 있다. 적을 통째로 삼키면서 퇴치하는 활동을 하고 있다는 것이 밝혀졌다.

T세포

흉선Thymus으로 만들어져 T세포라고 한다. 최근 흉선 이외로 만들어지는 흉선외분화 T세포도 있다는 것이 밝혀졌다.
B세포에게 적을 공격하도록 유도한다.

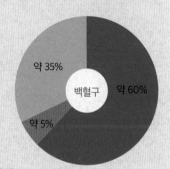

대식세포

아메바와 같은 촉수를 갖고 있으며 암세포와 같은 이물질에게 움직이며 덤벼든다. 우리 몸의 전 신체에 존재하고 외부의 적을 통째로 삼키는 능력을 갖고 있다. 림프구나 과립구에 적의 침입을 알리고 림프구를 움직인 뒤 뒷정리를 한다.

과립구

대식세포의 진화형으로, 적을 잡아먹는 탐식 능력이 더 좋아졌다. 호중구, 호산구, 호염 기구, 이렇게 3종류가 있는데 호중구가 80% 이상을 차지하고 있다. 주로 염증을 일으키는 대형 세균류를 삼킨다.

호중구

암과 싸우는 백혈구의 종류

제
03
장

온열요법으로 몸을
따뜻하게 데운다

체내 냉증은 만병의 근원이다

여러 가지 병의 원인 중 하나로 냉증이 있습니다. 본인에게 냉증이 있다고 해서 바로 특정 병에 걸린다는 의미가 아니라, 만성질환 환자 대부분은 몸이 차가워지면서 발병하기 쉬운 특징이 있다는 것입니다.

과연 냉증이란 어떤 상태를 말하는 것일까요?

심장에서 멀리 떨어져 있는 손과 발이 차고, 심장에서 가까운 부분은 따뜻한 상태가 지속되면 냉증을 의심해볼 수 있습니다. 기온이 낮아져서 손발이 차갑다면 따뜻한 물에 담그거나, 양말이나 장갑을 착용하면 따뜻해지지만 그렇게 했음에도 계속 차갑다면 당신은 냉증이라고 할 수 있습니다.

냉증은 몸으로 느낄 수 있는 현상입니다. 그 원인은 혈행血行의 불량에 있습니다. 바깥의 기온 저하로 인해 손발 말단의 모세혈관이 축소돼 심장이 내보내는 따뜻한 혈액이 제대로 전달되지 못해 냉증이 되는 것입니다.

냉증은 모든 병의 원인이며, 몸을 따뜻하게 데우면 병은 치유된다고 합니다. 이와 같은 논리는 니가타대학 대학원 치학부 종합 연구과의 아보 토오루 교수의 저서에서도 확인할 수 있습니다. 책에서는 몸이 차가워지면 혈관이 수축하고 자율신경 균형이 깨져버려 교감 신경 작동이 활발해지게 된다. 교감 신경 작동이 활발해지면 체내 염증이 촉진된다. 그러나 손과 발의 끝을 자극하거나, 온천에 들어가거나 하여 부교감 신경 작동이 활발해지면 림프구가 활성화돼 면역력이 향상될 수 있다고 설명하고 있습니다.

냉증의 경우 항상 교감 신경이 우위를 차지한 상태가 지속되고 이로 인해 혈액순환이 나빠지면서 영양분이나 효소를 세포 안으로 공급할 수 없어 신체 면역력이 떨어지는 현상이 생기는 것입니다.

그러면 왜 따뜻하게 해도 혈류가 좀처럼 개선되지 않는 만성 냉증이 생기는 것일까요?

냉증을 일으키는 이유로는 외부의 기온 저하뿐 아니라 심리적인 원인과 약물, 음식물 등 여러 가지 다양한 원인이 있습니다. 예를 들어, 스트레스가 쌓이거나 피로가 누적되면 혈류장애가 쉽게 발생합니다. 따라서 피로 회복을 위해 휴식을 취하거나 마음을 편하게 가지면 자율신경은 부교감 신경 우위가 되면서, 그 결과 신체 내 혈류가 개선됩니다.

적당한 운동을 하거나 온천에 들어가거나 등산을 하더라도 스트레스를 해소하지 못한다거나 피로 회복이 잘되지 않는다면 체내 혈류가 개선되지 못하므로 신체 냉증은 사라지지 않게 될 것입니다. 몸이 차가워 혈류가 좋지 않은 상태가 지속되면 면역 세포들에도 영양 및 산소가 잘 전달되지 않아 우리의 몸을 병으로부터 지키기 힘들게 됩니다.

암 환자는 저체온증이 많다

면역력과 체온의 상관관계는 간과해서는 안 되는 매우 중요한 포인트입니다. 평균 체온이 36℃대 후반이면 신진대사가 활발하고 면역력은 충분히 제 기능을 다 하고 있는 상태라고 할 수 있습니다. 체온이 35℃대로 떨어지면 우리의 자율신경 균형은 깨지면서 신체의 면역력이 저하됩니다. 바로 암세포가 활동하기 쉬운 저체온 상태가 돼버리는 것입니다.

36℃ 후반대 체온이 1℃만 떨어져도 면역력은 40% 정도 저하돼버리기 때문에 암을 비롯한 여러 가지 병에 걸리기 쉬운 상태가 됩니다. 이럴 때는 이미 면역력이 저하된 상태이기 때문에 한번 병에 걸리면 치유가 더욱더 어렵습니다. 본인이 설사 암이 아니더라도 감기에도 잘 걸리고 걸린 후에도 잘 낫지 않는다고 생각되시면 체온을 먼저 확인해보시기 바랍니다. 35℃대 혹은 36℃대 전반이면 고민하지 말고 바로 체온을 높이기 위한 노력을 해야 합니다.

체온이 낮다는 것은 이미 체내에 면역력 저하를 야기시키는 여러 가지 증상이 일어나고 있다는 뜻입니다.

① 자율신경계의 균형이 혼란하다

② 신진대사가 저하돼 있다

③ 에너지 저장물질인 아데노이신 3인산$^{ATP, \text{ 아데노신 3인산은 조효소로서 효소의 작용을 도와준다}}$ 생성이 저하됐다

④ 비타민, 미네랄 부족으로 생리작용이 저하됐다

⑤ 혈류 악화, 효소 활성 저하 등이 일어나고 있다.

이와 같은 것들은 건강을 저해하는 요소들이며, 특히 세포 수준의 활동에서 본다면 효소 활성 저하는 생리 작용의 근간이 되는 중요 부위에 많은 영향을 끼칩니다. 또한 마가린이나 쇼팅유에 포함돼 있는 트랜스 지방산이라는 썩지 않는 지방이 세포 주위에 둘러싸이게 되면 우리의 몸은 효소 생성에 꼭 필요한 비타민과 미네랄을 공급받지 못하므로 신체의 기초 대사가 떨어지게 됩니다. 암이나 심장병을 유발하는 원인 중 바로 이 트랜스 지방산이 원인일 확률이 높습니다. 그만큼 저체온증은 효소 활동을 떨어뜨리고 생명 활동에 손상을 줍니다.

효소가 없다면 생명 활동이 불가능하다

효소란 한마디로 신체에서 일어나는 모든 화학반응의 촉매가 되는 물질을 말합니다.

우리의 호흡, 심장 박동, 손발을 움직이는 활동에서부터 시작해

음식을 소화하는 모든 단계에서 흡수, 수송, 대사, 배설에 이르는 과정에 효소가 깊이 관여합니다. 이와 같이 우리의 몸에 효소가 없다면 생명 활동은 불가능합니다.

효소는 채소나 과일, 생선 등에 많이 포함되어 있으며 체내에서는 단백질 상태로 구성돼 있습니다. 효소는 생명 활동에 필요한 유기질, 무기질의 화학 변화를 도와 그것을 신체가 생존하기 위해 사용할 수 있는 에너지로 변화시킵니다.

효소 영양학에서는 체내 효소가 0이 됐을 때를 사망으로 규정하고 있습니다. 저체온증이 되면 효소는 잘 활동하지 못합니다. 우리의 몸은 약 60조 개나 되는 세포로 구성돼 있는데 이 세포 안에는 미토콘드리아라고 하는 에너지 발전기관이 있습니다. 이 미토콘드리아 안으로 당질 및 지질이 운반돼 효소에 의해 분해되면 아데노신 3인산[ATP]이라고 하는 에너지로 변화되고 이 에너지로 인해 인체의 모든 세포가 생명 활동을 할 수 있습니다. 우리가 건강하게 살아갈 수 있는 것은 바로 이 ATP가 각 세포로 운반돼 에너지로 활용되기 때문입니다.

따라서 효소가 부족하거나, 혹은 효소가 제대로 활동하지 못한다면 우리의 몸은 에너지를 만들어낼 수 없기 때문에 몸의 세포가 쉽게 노화되기 시작하며 이로 인해 신체의 많은 생리 작용도 나쁜 영향을 받게 됩니다. 얼핏 보기엔 저체온과 노화는 서로 관계가 없는 현상처럼 보이지만 그 모든 노화의 원인이 저체온증 때문입니다.

저체온의 원인을 해결하면 건강이 좋아진다

저희 나카마치 가든 클리닉에서 치료받고 계시는 환자들의 데이터를 살펴보면 암 환자의 100%가 모두 체온이 35℃대인 저체온증 혹은 36℃지만 손발이 차고 말초혈관 순환이 나쁜 냉증 상태입니다.

이분들이 암에 걸렸기 때문에 저체온증이 된 것인지, 저체온증이기 때문에 암에 걸리게 된 것인지, 환자들이 암에 걸리기 전 체온 조사를 기록해두지 못했기 때문에 명확히 단정지을 수는 없지만 저는 라이프스타일에 따라서 서서히 체온이 저하돼 효소가 제대로 활동하지 못하게 됨으로써 결국 암이 발병된 것이 아닌가, 라고 생각합니다.

암의 주요 발병 원인은 생활 습관입니다. 본인의 생활 습관들 중 암이 좋아하는 환경을 만드는 인자가 있었기 때문에 발병하는 것입니다. 생활 습관을 되돌아보고 본인에게 저체온증을 만드는 원인이 무엇인지를 찾아내 바로 개선해야 합니다.

저체온증의 주요 원인은 식생활입니다. 인스턴트 식품만 계속 먹게 되면 단백질과 지방, 당분 등은 필요 이상으로 섭취하게 되지만 미네랄, 비타민과 같은 필수 영양소 섭취가 부족해지게 됩니다. 비타민과 미네랄이 부족해지면 효소가 제대로 활동하지 못해 신진대사는 멈추고, 이로 인해 영양과 에너지를 세포 내에 제대로 전달할 수 없게 됩니다.

이럴 때 인간 신체 생리에 맞지 않는 무리한 다이어트를 하게 되면 당연히 체내의 영양 균형이 엉망이 돼버립니다. 이뿐 아니라 차

가운 것과 단 것을 과식하거나 냉난방이 완비된 주거 환경, 운동 부족, 스트레스에 따른 혈행 불량 등도 저체온증을 증가시키는 데 영향을 미칩니다.

이처럼 저체온증의 원인을 열거해보면 암을 유발시키는 생활 습관 특징과 일치한다는 것을 알 수 있습니다.

체온이 1℃ 상승하면 면역력은 40% 높아지고
암세포는 43℃에서 죽는다

우리의 체온과 암세포의 관계를 살펴보면 암은 저체온 상태를 매우 좋아한다는 것을 알 수 있습니다. 그러므로 우선, 암에 잘 걸리지 않고 암을 퇴치할 수 있는 신체를 만들기 위해 반드시 필요한 조건은 '체온을 1℃ 높이는 것'입니다.

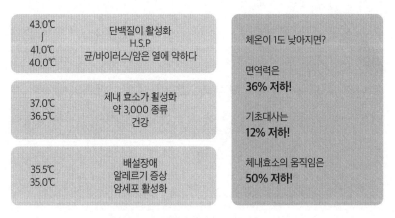

체온 저하는 생명 현상과 깊은 관련이 있다

우리의 체온이 단지 1℃ 올라가는 것이 중요한 것이 아니라, 가능한 한 우리 몸의 체온을 36℃대 후반으로 만들어 암과 잘 싸울 수 있도록 신체 면역력을 향상시키는 것이 목적입니다.

따라서 최소한 체온을 1℃ 상승시킨다면 앞에서 말씀드렸던 아보 교수의 이론처럼 신체의 면역력은 약 40% 높아집니다. 이것만으로도 상당히 강력하게 암을 소멸시킬 수 있습니다. 면역력과 같은 자연의 힘은 어떤 치료를 하더라도 매우 중요하며, 치료 효과에도 큰 차이를 가져옵니다.

예를 들어 항암제 치료를 실시한다고 하더라도 면역력이 제대로 작동하고 있는 것과 면역력이 작동하지 않는 것과는, 그 효과 면에서 뚜렷한 차이가 나타납니다. 항암제는 암세포뿐 아니라 정상세포도 공격하기 때문에 약물 부작용이 매우 크다는 단점이 있습니다.

그러나 그 사용량을 조절함으로써 부작용을 최소화시킬 수 있습니다. 신체 면역력을 향상시킬 수만 있다면 항암제를 소량만 사용하더라도 암에 대한 공격 효과가 월등히 상승합니다. 이렇게 신체 체온을 올려 주면, 면역력이 크게 향상돼 암을 소멸시키기 위한 효과적인 환경이 될 수 있습니다.

다만, 되도록이면 환자에 따라 효과가 있는 항암제의 종류와 투여량 등을 조사해 약물 부작용을 최소한도로 억제하기 위해 철저히 준비하는 것이 중요합니다.

항암제 사용도 1/5에서 1/10 정도 소량이면 된다

앞에서 본 바와 같이 암세포는 열에는 매우 약한 특징이 있습니다. 이 때문에 체외로부터 신체에 열을 가하는 온열요법이 암 치료에 매우 효과적입니다.

대부분의 종양 속에는 혈류의 흐름이 많지 않기 때문에 온도가 상승하기 쉽다는 특징이 있습니다. 또 암세포는 한번 상승한 온도를 쉽게 떨어뜨리지 못합니다. 그러나 주위의 정상 세포 조직들은 혈류가 풍부해 열 조절 기능^{서모스탯thermostat-온도 조절 기능}과 같은 기능으로 세포 내의 온도가 상승하는 것을 쉽게 조절합니다. 이와 같이 암세포와 정상세포는 혈류를 조절할 수 있는 기능의 차이로 인해, 암세포의 경우 온도를 떨어뜨릴 수 없고 정상세포의 경우 온도를 떨어뜨릴 수 있으므로 이 둘 사이에는 서로 다른 온도 차가 발생합니다.

종양은 42℃가 되면 종양 내 암세포가 활동할 수 없을 정도로 타격을 입는데, 이 정도의 온도에서 정상세포는 혈류의 흐름을 조절해 40℃ 이하로 온도를 쉽게 떨어뜨릴 수 있기 때문에 큰 타격을 입지 않습니다.

암세포는 혈관이 미숙해 자율신경의 지배를 받지 않습니다. 따라서 혈류가 충분히 흐르지 않아 항상 산소가 부족하게 됩니다. 그러므로 암세포의 주변에는 산성 물질이 만들어지면서 암세포 자체도 강한 산성을 갖게 됩니다. 암세포 환경이 산성이 되면 될수록 열 감수성이 매우 예민해지므로 세포 내의 온도가 42℃ 이상 상승하면 암세포는 곧바로 죽음에 이르게 됩니다.

암세포는 방사선이나 항암제의 공격을 받아 DNA에 상처를 입게 되더라도 일시적으로는 약해지는 것 같지만 바로 회복할 수 있는 뛰어난 능력을 갖고 있습니다. 그러나 이렇게 생명력이 강한 암세포도 주변 온도가 42℃ 이상 올라가게 되면 회복 기능이 작동하지 않아 결국 회복되지 못하고 죽음에 이르게 됩니다. 암세포는 단기적으로는 열에 대한 저항성을 어느 정도 나타내지만 반복해서 사용하면 열에 대한 저항성이 약해집니다.

따라서 반복적으로 온열을 가하는 것은 신체의 면역력을 향상시킴과 동시에 암세포를 약화시켜 죽이는 데 매우 효과적인 방법이라고 할 수 있습니다.

또한 열을 가해 이미 약해진 암세포에 방사선이나 항암제로 공격하면 일반적인 항암 치료에도 탁월한 상승 효과가 나타납니다. 온열요법과 함께 항암제를 쓸 때는 통상 1/5~1/10 정도의 양으로도 충분히 그 효과를 볼 수 있는데 그 이유는 바로 이 상승 효과 때문입니다.

사용하는 항암제의 양을 줄임으로써 부작용을 줄일 수 있고, 항암제를 줄일 수만 있다면 항암제 외에 다른 면역 증강을 일으킬 수 있는 암 치료를 조합시킬 수 있으므로 더욱더 좋은 치료 효과를 기대할 수 있습니다.

이때 사용하는 항암제는 가나자와대학의 다카하시 교수가 주장하는 '암의 휴면치료법Domancy Therapy'에서 사용하는 투여량과 동등하게 또는 그것보다 소량만으로도 항암과 면역 기능을 향상시킬 수 있습니다.

3대 암 치료법만 사용하면 체내의 면역기능이 저하되는 것을 피할 수 없지만 저희가 실시하는 다각적 온열 면역강화 치료법을 병용하면 암 환자의 면역기능을 떨어뜨리지 않고 항암 치료를 시술할 수 있기 때문에, 이는 획기적인 암 치료법이라고 할 수 있습니다.

교감 신경 기능이 떨어지면 체온이 떨어진다

자율신경의 측면에서 보더라도 체온의 변화는 인체의 면역기능과 깊은 관계가 있다는 것을 알 수 있습니다. 자율신경이란 뇌의 명령이나 본인의 의지와는 상관없이 활동하는 신체 내 신경계를 말합니다. 호흡이나 신진대사, 체온 조절, 소화, 혈액순환과 같은 생명 활동 유지 및 조절을 위해 끊임없이 반복적으로 활동하고 있습니다. 우리가 긴장하게 되면 우위가 되는 교감 신경과 안정을 취하면 우위가 되는 부교감 신경이 서로 균형을 유지하면서 우리의 신체 기능을 항상 정상적으로 유지하고 있습니다.

부교감 신경이 조금이라도 우위에 서면 우리의 몸에는 림프구가 증가해 면역력도 향상되고 체온도 높은 상태를 유지하기 때문에 이상적이지만, 스트레스, 중노동, 불규칙한 생활이 계속되면 교감 신경이 극단적으로 우위를 차지하게 돼 건강을 해치게 됩니다.

일반적으로 잠을 자면 체온은 올라가고 손발도 같이 따뜻해집니다. 그러나 교감 신경이 우위를 차지하게 되면 잠이 오는 데도 긴장이 풀리지 않아 체온이 오르지 않습니다. 그러면 손발이 차가워지며 잠도 잘 이루지 못하게 되는데, 이러한 경험을 해본 분이 많이 계실 겁니다.

일시적으로 교감 신경, 부교감 신경 어느 한쪽이 우위가 된 상태로 기울게 되는데 그러면 신체는 다시 균형을 잡기 위해 그 반대 상태로 돌아가려는 경향이 있습니다. 그러나 긴장 상태가 계속되면 교감 신경이 우위인 상태가 계속 이어지게 됩니다. 그렇게 되면 혈관이 수축돼 손과 발 등 말단 혈류부터 혈행이 나빠지기 시작하고 끝내는 신체 전체를 순환하는 혈류도 나빠지게 되어 체온은 떨어지게 됩니다.

또한 부교감 신경이 극단적으로 우위가 돼버려도 저체온으로 될 수 있습니다. 부교감 신경이 우위인 상태가 지속되면 극단적으로 안정적인 상태가 지속되기 때문에 신체 활동이 심하게 억제되는 경우도 있습니다. 이 상태가 되면 때로는 우울해질 정도로 아무것도 하고 싶지 않은 기분이 되기 때문에 신체가 활동하지 않는 만큼 혈행은 나빠지기 쉽습니다. 부교감 신경이 우위인 상태가 지속되면 혈관이 지나치게 확장돼 오히려 혈행은 더 나빠지고 체온도 떨어지게 됩니다.

사람은 누구나 하루하루 생활하는 가운데 활발하게 움직이거나 휴식을 취하거나 하기 때문에 교감 신경이 우위가 됐다가, 부교감 신경이 우위가 됐다가 하는 상태를 반복합니다. 즉, 항상 교감 신경과 부교감 신경이 서로 균형을 잡기 위해 활동하는 상태가 하루를 보내는 신체의 베스트 상태입니다.

어느 한쪽으로 기울어진 상태가 지속되는 생활 습관은 개선해야 하는데, 이것은 우리의 체온이 떨어지는 것을 막기 위해서도 매우 중요합니다.

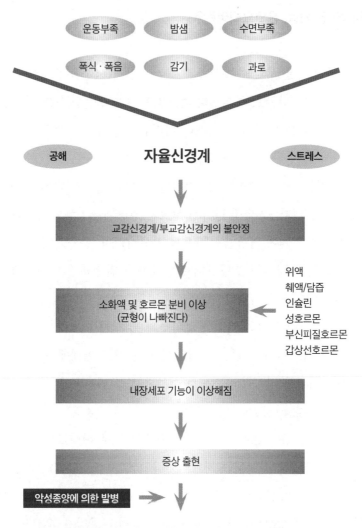

운동부족　밤샘　수면부족

폭식·폭음　감기　과로

공해　　자율신경계　　스트레스

교감신경계/부교감신경계의 불안정

소화액 및 호르몬 분비 이상
(균형이 나빠진다)

위액
췌액/담즙
인슐린
성호르몬
부신피질호르몬
갑상선호르몬

내장세포 기능이 이상해짐

증상 출현

악성종양에 의한 발병

자율신경실조증, 불안신경증, 불면증, 노이로제, 우울증, 고혈압증, 당뇨병, 말초순환부전, 허열성심장질환, 협심증, 부정맥, 심근경색, 위/십이지장궤양, 과민성대장염, 변비, 설사, 위염, 장염, 궤양성대장염, 교원병, 마비, 아토피성피부염, 천식, 바제도병, 부신피질기능저하증, 갱년기장애, 냉증, 생리불순, 불임, 암 등.

출처: '포식과 병', '신체가 썩는 병'의 지적건강혁명(슈토 료 박사 저)

신경계의 불균형으로 인해 발생하는 병

제4의 암 치료, 온열요법이란?

현재까지 암을 치료하는 방법은 주로 서양식 시술을 중심으로 이루어졌습니다. 현재도 암의 3대 치료라고 하면 보통 「수술」, 「항암제」, 「방사선」을 말합니다. 그러나 이러한 3대 암 치료법을 사용한다고 해서 암이 완치되는 것은 결코 아닙니다. 수술은 육안으로 확인할 수 있는 암을 적출할 수는 있지만, 세포 수준까지 완전히 제거할 수는 없습니다. 항암 및 방사선 치료는 정상세포조차도 공격해버리기 때문에 신체에 엄청난 부작용을 발생시키며, 설사 그런 부작용을 감수한다고 하더라도 항암제로 암세포를 완전히 소멸시킨다는 것은 매우 어려운 일입니다.

이러한 3대 암 치료의 약점을 보완하기 위해 등장한 것이 통합 의료와 보완 의료입니다. 현재는 서양식 암 치료로 한계에 부딪힌 환자에게도 치료를 지속할 방법으로 각광받고 있습니다.

간단히 말해, 서양 의학의 영역에 속하지 않는 동양 의학이나 아로마테라피, 서플리먼트, 카이로프랙틱Chiropractic, 온천치료법 등을 서양 치료와 조합해 실시하는 치료법이라고 할 수 있습니다. 이와 같이 전통 보완 치료법 외에도 림프구 강화 치료법, 세포장애성 T세포CTL나 수지상세포DC를 이용하는 세포 치료법도 등장했습니다.

보완 의료Complementary Medicine가 서양 의학에서 부족한 부분을 소극적으로 보충하려는 것이라면, 통합의료는 기존의 서양 의학의 치료법과 함께 동양 의학적 치료법, 세포면역 치료법 등을 적극적으로 실시하는 치료 방법을 말합니다.

암세포는 고온에 약하다

저희는 면역 치료법의 기본을 '온열요법'으로 실시하고 있습니다. 이는 대부분의 암 환자의 기초 체온이 36℃ 이하로 낮기 때문에 우선 면역력 저하를 야기시키는 저체온증을 개선시켜 면역력을 높이기 위함입니다. 또한 암세포는 고온에 매우 약하므로 온도를 높여 우선 암세포를 약한 상태로 만든 후 면역 치료를 거듭함으로써 보다 높은 치료 효과를 얻을 수 있습니다.

앞에서 설명해드린 바와 같이 암세포는 열에 매우 약합니다. 일반적으로 정상세포는 온도가 47℃까지 올라가도 견딜 수 있지만, 암세포가 견딜 수 있는 온도는 42℃까지라고 합니다. 바로 이 둘 사이에 서로 생존할 수 있는 온도 차가 다르다는 것을 이용, 암세포에 열을 가해 암을 약화시키려는 시도는 이미 오래전부터 시행됐습니다. 복부암 수술 후 복강 안을 온수로 세정시키는 것도 바로 이러한 이유 때문입니다.

고열이 난 후에 암이 자연 퇴축됐다거나, 자연 치유됐다고 하는 예들도 보고됐습니다. 또한 암이 자연 치유된 경우 중 약 1/3 정도의 자연 치유는 신체 **발열**과 관련이 있었다는 보고가 있습니다. 암이 축소되는 것과 신체의 발열 사이에는 어떠한 관련이 있을 것이라는 이야기는 이미 오래전부터 있었습니다.

암 치료와 온열요법에 대한 본격적인 연구가 실시된 것은 1960년대 후반부터이지만 임상적인 연구는 1970년 중반부터였으며 미국 국립암연구소^{NCI}에서는 온열요법과 방사선 치료법에 대해 국제 심포지엄을 개최, 방사선 치료의 효과가 미약한 암을 치료할 때 온열 요법과 조합해 같이 사용하면 향상된 치료 효과를 나타낸다고 발표 했습니다. 이때부터 방사선과 의사들이 온열요법을 암 치료에 시도 해보기 시작했습니다.

처음에는 마이크로파^{Micro Wave, 원적외선보다 큰 파장의 전자파. 물체의 진동을 일으켜 고온을 발생} ^{시킨다} 가열 장치가 몇 개 만들어졌는데 현재는 라디오파를 이용한 발열 장치^{서모트론Thermptron}를 주로 사용합니다. 라디오파는 1초에 8,000만 회, 플러스와 마이너스를 교체시키는 유도 가온加溫 방법을 이용합니다. 이로 인해 조직 자체를 가열해 신체의 깊은 곳까지 가열할 수 있습니다.

신체를 가열할 경우, 어떤 방법으로 가열하는 것이 효과가 좋은지 논의되고 있습니다. 가급적 종양 국소 부분만을 가열하는 것이 좋은 지, 보다 넓게 종양을 포함하는 신체 전체를 가열하는 것이 좋은지 가 문제입니다.

이와 같이 가열함으로써 종양에 데미지를 줌과 동시에 체온을 상 승시켜 신체의 면역력을 향상시키는 효과를 기대하고 있습니다. 그 러므로 국소 부분만 가열하는 것보다는 종양을 포함한 보다 넓은 범 위를 동시에 가열하는 방법이 선호되고 있습니다.

온열요법^{Hyperthermia}은 방사선과 항암제 치료와도 병용할 수 있다

온열요법이 왜 암에 효과가 있는지에 대해 좀 더 구체적으로 기술해 보도록 하겠습니다.

암은 암세포 내부의 혈류가 충분하지 않으며, 암세포의 내부는 산소 부족으로 산성 물질이 만들어져 암의 주변 환경은 산성 상태로 기울어져 있습니다. 암세포 환경이 산성일수록 암세포는 온도 감수성이 민감해져 열을 가하면 사망하기 쉽게 됩니다.

암세포는 방사선이나 항암제의 공격으로 인해 DNA에 상처를 입게 되면 일시적으로 약해지는 것 같지만 곧바로 정상 상태로 돌아오려는 강한 회복력이 있습니다. 그러나 온도가 42℃ 이상 되면 암세포의 회복 능력은 작동하지 못합니다. 이 때문에 암세포는 열을 견디지 못하고 바로 죽음에 이르게 됩니다. 암세포는 단기적으로 열에 대한 저항성을 어느 정도 나타내지만, 온열요법을 반복하게 되면 암세포의 열 저항성은 현저히 떨어집니다.

따라서 암세포에 반복적으로 온열을 가할 필요가 있으며, 이와 같이 반복 가열을 하면 암 치료에 매우 큰 효과가 나타납니다. 또한 암세포에 열을 가해 그것을 약한 상태로 만든 후 그것을 방사선 혹은 항암제로 공격하게 되면 치료에 상승 효과를 볼 수 있습니다. 이때는 항암제를 통상 1/5~1/10만 투여해도 그 효과가 향상되는 것을 볼 수 있습니다. 이와 같이 치료 효과가 상승하는 것은 온열요법을 반복해 사용함으로써 발생한 상승효과에 의한 것입니다. 면역력 강화를 목적으로 여러 가지 다른 치료 방법을 조합시킬 때도, 온열요법을 먼저 사용하게 되면 마찬가지로 그 치료 효과가 뛰어납니다.

집중 발열 기기서모트론를 사용한 온열 치료를 시술해 종양이 축소되거나 수명 연장 효과를 보게 된 예는 많지만, 아직 일반적인 암 치료

기기로 보급되지는 않았습니다. 그 이유로는, 써모트론 기기 가격이 너무나 비싸고 치료 시에는 단 6회에 한해 방사선 기기 치료와 함께 사용해야만 보험 혜택이 적용되기 때문입니다.

실제로 의료 현장에서는 환자에게 좀 더 온열치료를 반복해야 할 필요를 느끼지만, 보험 적용 횟수를 초과하게 되면 환자 본인이 자비로 치료비를 내야 합니다.

써모트론은 최소 1시간 정도 온열치료를 해야 하는데 병원 입장에서 보자면 치료비를 너무 비싸게 책정할 수는 없으므로 비용 대비 치료 효과가 나쁘다는 것도 써모트론 기기의 공급을 방해하는 요소입니다. 하여, 그 비싼 써모트론 기기가 대학병원 등에서는 암환자를 치료하는 데 실용화되지 못한 채 먼지만 쌓이고 있습니다. 최근에는 오히려 민간 병원이나 클리닉에서 그 도입을 진행하고 있습니다.

온열요법 효과를 모르는 의사도 있다

온열요법이 널리 보급되지 못하고 있는 또 하나의 이유는, 이것 다른 암 치료법에도 적용되는 동일한 문제인데, 일반적으로 암을 치료하는 의사들의 공부 부족으로 인해 온열치료 효과에 대해 전혀 모르고 있기 때문입니다. 저희 클리닉에는 '암에 열을 가하면 암세포가 분산돼 전이되거나 혈류가 좋아져 암세포가 더욱 빠르게 증가하게 된다'라고 주치의에게 들었다는 환자분도 계십니다. 그 후로 그

분은 자신이 온열치료를 받고 있다는 것을 주치의에게 말하지 못하고 비밀리에 온열요법을 지속했는데 종양이 상상 이상으로 축소됐기 때문에 담당 주치의는 어떻게 이런 놀라운 치료 효과가 나타나는지 매우 의아해했다고 합니다.

실제로 의료 현장에서는 3대 암 치료밖에 인정하지 않는 의사들이 많으며 환자들이 그 외의 대체 치료법을 해보고 싶다고 말하면 "그런 치료를 하는 것에 대해서는 책임질 수 없으니, 그런 치료를 하고 싶다면 다른 곳에 가서 하라"는 말을 듣고 치료를 거절당해 '암 난민'이 돼버리는 경우가 종종 있습니다.

비단 온열치료뿐 아니라 암을 치료하는 의사들 중에는 3대 암 치료법 이외의 어떠한 치료법도 믿으려고 하지 않고, 공부 또한 부족해 새로운 치료법을 전혀 모르고 있으므로 그들에게 버림받는 '암 난민' 환자들은 계속 증가하고 있으며, 치료 효과도 없는 항암제 화학요법키모테라피만을 계속 실시함으로써 암 환자들의 삶을 고통스럽게 만들고, 종국에는 생명마저도 빼앗기고 마는 경우가 적지 않은 것이 사실입니다.

이와 같이 일본에서는 종합적인 암 치료를 실시하지 않으려는 암 전문 의사들이 많다는 점이 현재 미국과 EU국가의 암 치료와 일본의 암 치료의 가장 큰 차이라고 할 수 있습니다.

온열요법에 의한 치료는 스가와라 교토대학 명예교수들에 의해 널리 알려졌으며 1983년부터 '일본 Hyperthermia학회'가 설립돼 매년 연구발표가 이루어지고 있습니다. 대부분 방사선과 의사들 중심으로 이뤄져 있지만 다른 과 전문의들의 참여도 계속 증가하고 있으며, 의료기기 개량을 포함해 다각적으로 암 치료 기술을 발전시킬 가능성이 있는 분야라고 생각합니다. 저는 온열요법이 무엇보다도 부작용이 적게 발생하는 치료 방법이므로 환자들에게 좋은 치료법이라고 생각합니다.

온열요법으로는 집중 발열 치료기^{서모트론}에 의한 것 외에, 원적외선을 이용한 온열 돔 등 여러 종류가 있습니다. 신체에 열을 가하는 효과는 각각 인정되지만, 국소 온도를 중점적으로 올리는 기술은 아직 조금 약한 것 같습니다. 치료기기라기보다는 일상생활에서 사용하면서, 기초 체온을 올리면서 이를 통해 면역력 강화를 도모할 수 있는 정도라고 생각합니다.

온열매트에 암 환자를 눕힌다

암을 치료하는 임상 현장에서 제가 확신하고 있는 것은 현재 기준이 되고 있는 3대 암 치료법과 더불어 4번째 암 치료법의 기준으로 「온열요법」을 포함시켜야 한다는 것입니다.

저희가 현재 실시하는 온열요법은 온도를 70℃까지 올릴 수 있는 매트로서, 신체의 일부분인 암의 환부 혹은 신체 전체의 온도를 높이기 위해 사용하는데 암 환자를 큰 매트^{Pro Mat} 위에 눕히고 그 위로는 작은 매트^{Mini Mat}를 덮어 마치 환자가 매트 사이에 끼인 것처럼 하여 사용하는 것입니다. 이렇게 하면 아래에서 올라오는 매트의 열과 위에 덮은 매트에서 내려오는 열을 동시에 받아 몸 전체 체온을 올리면서 환자 스스로 면역력을 상승시킬 수 있으며, 환부의 온도를 42℃ 이상으로 올려 줌으로써 암세포를 급격히 약화시킬 수 있습니다.

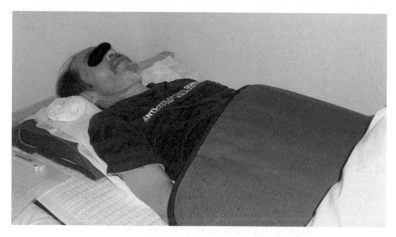

환부의 체온을 42℃ 이상으로 하여 암을 약화시킨다

신체의 면역력이 강해지면서 암세포가 약해지면 확실히 우리의 몸은 치유되는 방향으로 신체가 움직이기 시작합니다. 이러면 결과가 좋아집니다.

오해하지 말 것은, 저는 온열요법만으로 암이 치유된다고 주장하는 것이 아닙니다. 체온과 환부의 온도를 상승시킴으로써 면역 기능을 상승시키는 다른 치료법과의 조합을 통해 상승효과가 나타나기 쉬운 상태를 만들 수 있다는 것입니다.

예를 들어, 같은 항암제를 투여하더라도 되도록이면 그 환자에게 이 항암제가 효능이 있는지 조사해 가능한 한 최소의 양으로 최대의 효과를 발휘하도록 해야 합니다. 이렇게 적은 양의 항암제를 사용하더라도 그 치료 효과를 높일 수 있는 조건을 만들기 위해 온열요법을 병용하는 것이 필요합니다. 온열요법을 실시하면서 항암제를 투여하면 환자에게 부작용이 없는 정도의 양만 투여해도 많은 양의 항암제를 투여했을 때와 동일한 치료 효과를 볼 수 있습니다. 부작용이 거의 발생하지 않기 때문에 환자의 신체적 부담은 상상 이상으로 가벼우며, 항암제의 부작용으로 인한 고통으로 삶의 질^{QOL}을 떨어뜨리지 않고도 건강한 상태에서 항암제 시술을 받을 수 있습니다. 이렇게 항암제의 부작용 없이 치료를 할 수 있다는 것은 환자들에게도 매우 큰 장점입니다.

온열요법을 병행하는 것은 방사선 치료를 할 때도 동일한 상승효과가 있다고 말할 수 있으며, 다른 보완 의료와 조합시켜도 확실히 그 결과가 좋아집니다. 말씀드린 대로 우선 온열요법은 어떠한 부작용도 없습니다. 따라서 어떤 암이라도, 어떤 치료법을 선택하더라도, 우선 신체를 치유되기 쉬운 상태로 만드는 것이 중요한데, 그렇게 신체 상태를 만들기 위해서는 온열요법을 같이 실시하는 것이 필수조건입니다. 향후에는 이 온열요법을 암의 3대 치료법이 아닌 암의 4대 치료법과 같이, 제4의 치료법으로 자리매김해야 한다고 생각합니다.

열활성 단백질^{HSP}이 병을 치료한다

온열요법이 우수한 또 하나의 이유는 열활성 단백질$^{HSP. \text{ Heat Shock}}$

Protein의 산출을 촉진시킨다는 것입니다. 열활성 단백질HSP이란 정상 세포가 온열로 인한 스트레스를 받을 때 세포 안에서 스스로 만들어지는 단백질을 말합니다. 우리 몸에 열활성 단백질이 한번 만들어지면 그다음부터 발생하는 온열 스트레스로부터 세포를 지키려고 하는 강한 활동성이 생깁니다.

더구나 이 열활성 단백질HSP은 피로물질이 나오지 않도록 하여 우리의 체력을 쉽게 회복시키기도 하며, 뇌의 호르몬 중 하나인 통증 완화 물질 엔도르핀이 나오도록 촉진시키는 역할을 합니다. 마라톤에 참여하거나 등산을 하면 기분이 상쾌해지는데, 이는 엔도르핀의 영향 때문이며 이 열활성 단백질은 단순하고 단조로운 움직임을 계속하면 엔도르핀 생성을 유발시킨다는 특성이 있습니다.

따라서 온열요법을 실시하면 환자의 아픔이 줄어듭니다. 암 환자의 80%는 아픈 것이 너무 힘들어 모르핀을 처방 받아 통증을 완화시키는 데 온열요법을 실시하면, 모르핀을 사용할 필요가 없을 정도로 통증이 완화되므로 통증 없이 치료 효과를 향상시킬 수 있다는 장점이 있습니다.

또한 네추럴 킬러NK세포라고 하는 암 퇴치의 주역을 담당하는 「림프구」의 움직임을 활발하게 만들거나, 항종양 기능을 갖는 체내 인터페론의 합성량을 증가시킴으로써 인체 내 면역력을 더욱 강화시킬 수 있는 기능도 있다고 합니다.

열활성 단백질HSP이란 기본적으로는 외부 충격으로 상처가 난 세포를 회복시키고 우리 몸을 외부 스트레스로부터 방어하는 단백질입니다. 또한 그것은 암세포 등 우리 몸속에 이물질이 침범했다는

것을 주변의 다른 면역세포들에 알리는 '정찰병'으로서 그 움직임
이 활발해지면 암세포를 잡아먹는 면역세포들이 암세포를 향해 공
격하기 쉽도록 만듭니다.

정상세포에 열을 가함으로써 열활성 단백질^{HSP}을 증가시키는 방
법이기 때문에 암 치료를 할 때와 같이 높은 온도를 사용하지 않아
도 체내에서 만들어집니다. 이 열활성 단백질을 생성하는 온열요법
은 암을 치료할 때 쓰는 높은 온도의 온열요법과 구별해 '마일드 온
열요법'이라고 불리기도 합니다. 저희 클리닉에서는 온열 매트를 이
용한 치료뿐 아니라 미스트사우나와 호르시미 암반욕 등 다른 온열
요법도 동시에 할 수 있도록 했는데, 이는 가능한 한 모든 방법을 통
해서 열활성 단백질^{HSP}의 생산을 촉구해 암을 치유하기 위한 목적으
로 실시하고 있는 것입니다.

열활성 단백질^{HSP}은 체내에 변형된 단백질을 복구한다

아이치의과대학의 이토 요코 준 교수는 온열요법과 관련해「열활
성 단백질^{HSP}은 반드시 병을 고친다」라는 책에서 우리의 몸을 따뜻
하게 해줄 때 '증가하는 열활성 단백질^{HSP}이 어떻게 병을 치료하게
되는가?'라는 의문에 대해 다음과 같은 결론을 내리고 있습니다.

① 모든 신체장애, 병, 스트레스로 인해 우리 몸의 단백질이 손상된다.
② 열활성 단백질^{HSP}은 아무리 손상된 단백질이라도 건강한 단백질로 다시 회복시킨다.

③ 세포는 「괴사壞死」 또는 「아포토시스」, 2가지 방법으로 스스로 소멸한다.

④ 열활성 단백질HSP은 특히 정상 세포가 아포토시스세포 자살로 죽어버리는 것을 억제
　시키고 세포를 강화시킨다.

⑤ 세포를 가열하게 되면 열활성 단백질HSP이 증가해 이상하게 변형된 단백질을 다
　시 정상 단백질로 회복시키고 세포를 강화시킨다.

⑥ 신체를 가열하면 열활성 단백질이 생성돼 여러 가지 세포 장애가 회복되며 세포
　는 강해진다.

⑦ 마일드 가온 치료법은 여러 가지 병, 특히 세포장애 회복에 효과적이다.

즉, 열활성 단백질HSP은 카드 게임 중 조커와 같은 다재다능한 기능을 가진 단백질이라고 할 수 있습니다.

실제로 실험용 쥐로 실험할 때도 쥐에게 열을 가하게 되면 열활성 단백질HSP이 생산된다는 연구 보고가 있습니다. 실험실에서 쥐의 체온을 40℃~41℃에서 30분간 전신 가온한 결과, 가온 1일째에 열활성 단백질HSP이 증가했고 2일째에는 절정에 달했으며, 4일째부터는 생성이 줄어들기 시작해 7일째에는 다시 처음 상태로 돌아갔다고 합니다.

또한 흥미로운 것은 열활성 단백질HSP은 면역 기능처럼 변동이 있었고, 스트레스를 담당하는 부신副腎 열활성 단백질HSP은 가열 실험 2일째가 되면 가장 많이 분비돼 절정을 이루었으며, 통증 완화 물질을 분비하는 뇌하수체의 열활성 단백질HSP은 4일째가 가장 절정이었다고 합니다. 그 외에 십이지장, 대장, 소장, 간 등의 장기의 열활성 단백질HSP도 1일에서 2일 뒤에 절정을 이루었으며 7일째에는 다

시 처음 상태로 돌아갔다고 합니다.

또한 인체 실험에서도 5명에게 원적외선 가온장치로 40분간 인체를 가열한 결과, 체온은 2℃ 상승했고, 마찬가지로 이틀 뒤에 열활성 단백질HSP이 절정까지 증가했다고 합니다. 이러한 사실을 바탕으로 이토 교수는 이틀 전에 신체를 가열하면 당일에는 최고의 열활성 단백질의 활동성퍼포먼스을 얻을 수 있다고 했습니다.

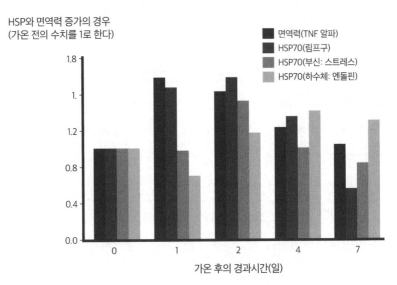

HSP와 면역력 증가의 경우
(가온 전의 수치를 1로 한다)

- 면역력(TNF 알파)
- HSP70(림프구)
- HSP70(부신: 스트레스)
- HSP70(하수체: 엔돌핀)

가온 후의 경과시간(일)

『HSP가 병을 반드시 고친다』이토 요코준

가정에서도 열활성 단백질HSP을 증가시킬 수 있다

신체가 마일드중저온 가온으로 얻을 수 있는 효능으로는

(1)체내에서 열활성 단백질^{HSP}**이 생성된다.**

• 효능 : 이로써 생체방어 효과를 얻을 수 있다.

(2)인체의 면역기능NK세포 활성화, 항원 생산능력 강화, 인터페론 생성, TNF 생성 **등이 활성화된다.**

• 효능 : 암이나 세균을 섬멸하는 힘이 강해져 병균류의 감염이 어려워진다.

(3)체내 혈류가 개선된다.

• 효능 : 혈류가 증가하면 세포 안으로 약제가 원활하게 투입되므로 약의 효능이 증가한다.

(4)체내 젖산 생산이 느려진다

• 효능 : 피로감이 없어지고 운동 능력이 향상된다.

(5)체온이 상승한다.

• 효능 : 이로써 신진대사가 활발해진다. 세포가 건강해짐과 동시에 체내 지방이 쉽게 연소된다.

(6)땀이 난다.

• 효능 : 노폐물이 땀을 통해 배출된다.

(7)엔도르핀이 나올 수 있도록 유도된다.

• 효능 : 이로써 아픔이 완화된다.

(8)노화를 예방한다.

이상의 8가지 항목을 들고 있습니다.

이 마일드^{중정은} 가온요법은 자택 욕조에서도 할 수 있습니다. 주 2
회 정도 실시하되 입욕 전후, 500cc 정도의 물을 먼저 마시고 물의
온도는 40℃~41℃ 정도로 설정해 10분간 물속에 들어갑니다. 입욕
후에 몸이 차가워지지 않도록 주의합니다. 나머지 4일은 자신이 좋
아하는 온도로 설정해 편안함을 느끼면서 입욕하면 좋습니다.

전 세계가 주목하는 암세포 아포토시스^{세포 자살}, 온열요법으로 유도한다

저희가 가장 주목하는 온열요법의 장점은 암세포를 아포토시스
시키는 기능이라 생각합니다.

아포토시스는 약 40년 전, 퀴리 박사의 연구를 통해 세상에 알려
진 이론으로, 퀴리 박사는 세포를 자살시키는 아포토시스 유전자를
해석해 노벨의학상을 수상했습니다. 이 아포토시스는 유전자에 이
미 내재돼 있는 기능으로, 암이나 에이즈, 알츠하이머, 자가면역질
환 등 생체에 해로운 세포를 제거할 뿐만 아니라 노화된 세포나 과
잉 분열된 세포를 제거해 생체 스스로가 생존할 수 있도록 방어하는
자연적 기능입니다.

2000년 국제 학술회의에서 「아포토시스에는 세포 내 미토콘드리

아 활동으로 인해 발생한다」고 발표, '미토콘드리아에서 만들어지는 치토크롬C라고 하는 효소의 작용으로 인해 세포를 스스로 소멸시키는 아포토시스가 일어난다'는 사실을 알게 됐습니다.

미토콘드리아 단면도

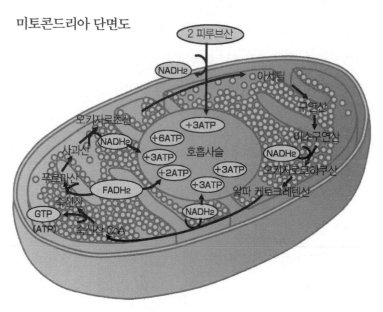

미토콘드리아 내에서 치토크롬C 효소가 만들어지면 암세포는 자살(아포토시스)한다.

미토콘드리아 내에게 치토크롬C 효소 생산

일반 세포는 노화되면 스스로 죽기 위해 아포토시스를 일으키지만, 암세포는 노화가 일어나도 아포토시스를 일으키지 않고 증식을 계속 일으키게 되는데 그것은 바로 세포 내의 미토콘드리아 기능이 위축돼 세포를 스스로 소멸시키는 치토크롬C가 만들어지지 않기 때문입니다.

세포 내 미토콘드리아의 활동에 의해 아포토시스가 발생한다는 이론을 뒷받침하는 많은 연구가 발표됐으며 '정상 세포가 암세포로 변하면 암세포 내 미토콘드리아의 활동이 위축되고, 그로 인해 암세포 내 미토콘드리아의 크기는 정상 세포의 미토콘드리아보다 4분의 1 정도로 줄어들게 된다'는 것이 밝혀졌습니다.

온열요법을 하면 신체에서 열활성 단백질HSP이 생산됩니다. 이 열활성 단백질HSP은 정보 운반 단백질이라고도 불리며, 미토콘드리아를 복제할 수 있는 능력도 갖고 있기 때문에 열활성 단백질은 암세포의 자살아포토시스을 유도하는 효소 치토크롬C도 만들 수 있다는 것입니다.

저희 클리닉에서는 말기 암 환자가 온열요법을 실행한 지 1개월 만에 암세포가 소실된 사례가 있기 때문에 온열요법은 암세포를 스스로 소멸시키는 아포토시스를 유도할 수 있는 치료법이란 것에 많은 기대를 걸고 있습니다.

온열 치료법으로 말기 암을 70% 개선시켰다?!

온열요법으로 암을 치료하고 있는 곳은 저희뿐 아니라 프랭크.T.고바야시 의학박사의 병원에서도 약 10년 전부터 실행하고 있습니다. 대학병원 및 암센터에서 3대 암 치료법절제 수술, 방사선, 항암제으로 치료해보았지만, 해당 병원에서는 가망이 없다면서 포기해버린 환자 52명에 대해 온열요법을 실시한 결과 70% 이상의 말기 암 환자들의 상태가 개선됐다고 합니다.

고바야시 박사의 치료법에는 인터페론이라는 약제를 사용하는 내인성 발열 온열요법과 약 2시간 정도의 원적외선 돔에 들어가도록 해 외부 가열을 통해 체온을 높이는 방법, 이 2가지 방법이 있습니다. 이때 항암제는 암세포를 괴사시킬 수 있는 투여량의 10분의 1에서 20분의 1 정도 소량만 투여합니다.

게다가 체온이 39℃~40℃가 될 때 항암제가 암세포를 죽이는 효과가 2배에서 10배까지 상승한다는 것에 착안, 항암제와 온열요법을 동시에 사용해 암세포가 스스로 소멸되도록 유도하는 아포토시스가 발생하도록 노리는 것입니다.

신체 면역도 평균 체온인 36.5℃보다 39℃~40℃가 되면 2배~ 20배 높아져 높은 면역 활성 효과를 얻을 수 있기 때문에 일반적인 3대 암 치료를 같이 시술할 때도 역시 높은 상승효과를 얻을 수 있습니다.

고바야시 박사는 이 치료법을 「면역 전신 온열요법」이라고 칭했으며 "전신 부작용도 거의 없고, 염증 부위의 국소 부작용도 없는 암 치료법이 완성됐다"고 말했습니다. 그러나 아쉽게도 20년간 뛰어난 암 치료 실적이 있었던 고바야시 박사의 병원은 정부의 이해를 도모하지 못한 채 혼합치료를 실시한 결과 2년간 보험을 통한 수입이 반으로 줄어드는 바람에, 어쩔 수 없이 병원을 폐쇄할 수밖에 없습니다.

저희도 온열요법을 실시하면서 소량의 항암제를 사용해 암세포를 자살시키는 아포토시스를 유도하고 체내 면역력 향상을 지향하는 방향으로 치료를 하고 있기 때문에 기본적으로 암 환자를 치료하는 사고방식은 고바야시 박사와 거의 동일합니다. 그러므로 고바야시 박사가 온열요법을 사용해 많은 말기 암 환자를 70% 이상 치유했다고 하신 것도 이해할 수 있습니다.

최대 70℃까지 상승시키는 보석암반욕 테라피

서모트론보다 저렴하고 국소 체온 상승과 전신 체온이 상승하는 효과를 얻을 수 있는 의료기기를 찾아내기 위해 일본 전국을 돌아다녔습니다. 때로는 중국 상하이나 베이징까지 방문한 적도 있습니다. HIFU라고 하는, 고온으로 암세포를 태워버리는 초음파 발생기기를 도입하려고 한 적도 있습니다. 그러나 운 좋게도 보석을 사용해 암반욕을 할 수 있는 「바이오매트」라고 하는 의료기구를 만나게 됐습니다.

이 매트는 35℃~70℃까지 자유자재로 온도를 조절할 수 있으며 최고 70℃까지 온도를 올릴 수 있습니다. 수면 시에는 보통 35℃로 설정하면 자율신경 균형 조절에 도움을 줍니다. 바이오매트는 큰 사이즈프로매트와 작은 사이즈미니매트가 있으며 환부를 이 두 매트 사이에 끼움으로써 국소 온도와 전신 온도를 동시에 상승시킬 수 있습니다.

저희 클리닉에서 「바이오매트」를 본격적으로 사용한 결과, 암 환자의 치료 실적이 상승했으며, 유선암이나 전립선암 등 체표면 종류의 암은 2~3개월 안에 소실되는 놀라운 임상 결과도 나타났습니다. 또한 암뿐만 아니라 당뇨병이나 고혈압, 뇌경색, 우울증 등에도 큰 효과를 발휘했고 단기간에 체중을 감량하는 데도 우수한 효과가 있다는 것을 알게 됐습니다.

현재, 저희가 실시하고 있는 이 보석암반욕 테라피를 소개해보겠습니다. 보석암반욕 '바이오매트' BIO-MAT 는 미국 FDA Food and Drug Administration, 미국 연방 식품 의약청. 의료 기구, 의약품, 식품, 화장품 등을 관리한다 의 승인 510K 미국 의료기기 인증코드. 510K가 없으면 의료기기로 판매를 할 수 없다. 바이오매트는 원적외선 온열 의료기로서 최초로 510K를 획득했다 를 받은 의료기기입니다.

바이오매트는 17층 구조로 돼 있으며, 그 특징은 다음과 같습니다.

① 자수정, 블랙 토르말린 등으로 만들어졌으며 미국 FDA 식품위생국 나 미국 CSA와 유럽 CE와 ISO 의료기기 제조 승인을 받은 제품 품질, 안전, 규격, 시험기관의 승인 제품 입니다.

② 다른 전기 매트와 비교해 전력 소비를 60% 이하로 감축할 수 있으며, 또한 인체에 용이하게 흡수될 수 있는 원적외선 8~12 micron)을 방사함과 동시에 신체에 악영향을 미치는 전자파를 100% 차단합니다.

③ 플러스 이온을 마이너스 이온으로 변화시키는 기능이 탑재되어 있습니다.

④ IC칩과 소프트 터치 컨트롤 시스템으로 누구나 쉽게 사용할 수 있고, 온열은 35℃~70℃로 조절이 가능합니다.

장파 원적외선과 마이너스 이온 효과의 2가지 특징

원적외선 장파 원적외선 의 효과

7가지 가시광선 색의 열 효과를 조사할 때 보라색에서 빨간색으로 변할수록 온도가 상승하는 것으로 알려져 있습니다. 게다가 이 빨간색보다 더 위쪽의 광선은 우리 눈으로는 볼 수 없으나 강렬한 열을 발산하는데, 이 광선을 '원적외선'이라고 합니다. 원적외선은 전자파의 한 종류이며 에너지파이기도 합니다. 파장의 크기에 따라 근적외선, 중적외선이 있으며 우리의 생활에서 가장 유용하게 사용하는 파장은 원적외선입니다.

원적외선의 특징

① 방사선 기능^{공기를 통하지 않고 빛을 통해 목적지에 도달할 수 있다. 침투 작용}

② 딥 인팩트 파워^{일반적인 광선과는 달리 조사물의 깊숙한 곳까지 침투할 수 있다. 발열작용}

③ 신체를 따뜻하게 데울 뿐만 아니라 체내 깊숙이 흡수돼 미세한 진동을 일으킨다^공
   ^{명작용}.

④ 원적외선은 체내에 14~15cm 깊이까지 침투한다. 이 때문에 신체 표면과 근육뿐만 아니라 장기, 혈관, 림프, 신경계 등 신체의 깊숙한 곳에 자리 잡은 장기에도 영향을 미친다.

마이너스 이온의 효과

마이너스 이온은 깨끗한 환경에서만 존재합니다. 이온이란 전기를 보유하고 있는 미세분자입니다. 원자는 모든 것을 구성하는 가장 작은 원소이며, 원자핵은 물질의 기초 구성물입니다. 깨끗한 공기 중에는 1cm2 안에 250~300개의 이온이 존재합니다.

세포가 정상적으로 움직이기 위해서는 세포 내의 마이너스 이온과 세포 밖의 플러스 이온 균형이 맞아야 합니다. 세포 내에 마이너스 이온이 부족하면 영양 흡수와 배출이 효율적으로 작용하기 어렵기 때문에 세포의 활동이 미약해집니다. 이와 같이 체내에 음이온이 부족해지면 고혈압, 동맥경화, 암 등과 같은 질병에 걸리기 쉽게 됩니다.

마이너스 이온이 증가함으로써 혈액 속의 알칼리성^{PH}이 증가해 혈액을 깨끗하게 정화시키는 작용을 합니다.

환자들이 바이오매트를 사용한 후 허리통증, 불면증, 관절염, 신경통, 냉증 등 여러 가지 증상이 개선되는 것이 확인되는데, 저희는 특히 암 환자에게는 음이온 기능과 더불어 원적외선 온열을 가해 신체의 면역 체계를 강화시킴으로써 암세포를 약화시키기 위한 목적으로 사용하고 있습니다.

바이오매트 온도를 70℃까지 높여 1회당 40~60분 동안, 1일 2~3회 사용합니다. 사용 방법은 사이즈가 큰 매트^{프로매트}를 깔고 그 위에 환자를 눕힙니다. 그리고 환자의 환부에 작은 매트^{미니매트}를 덮어 2개의 매트를 모두 가열해 사용합니다. 바이오매트 사용 전후에 수분을 충분히 섭취하게끔 합니다. 가능하면 미네랄 워터가 좋지만, 수돗물인 경우 소량의 염분을 함께 섭취하게 합니다.

저희 클리닉에서는 아연, 마그네슘, 셀레늄, 바나듐 등의 미네랄을 풍부하게 포함하고 있는 특수 미네랄워터를 사용하고 있습니다.

'프로페셔널 바이오매트^{Pro-Bio-Mat}'를 아래에 깔고, '미니 바이오매트'를 복부에서 흉부까지 환부 위로 덮습니다. 상하 바이오매트가 각각 14cm까지 신체 깊숙이 온열을 침투시킵니다. 더운 여름날에는 침대 위에서 그대로 사용해도 괜찮지만, 날씨가 추워져 주변 기온이 낮을 때에는 위에 가벼운 담요를 덮어주면 전신 온도가 보다 쉽게 올라갑니다. 또한 원적외선 돔을 같이 사용할 경우에는, 그 안에서 아래와 위에 바이오매트를 놓고 그 사이에 환자를 눕혀 2개의 바이오매트 사이에 끼인 것 같은 상태로 치료를 하고 있습니다.

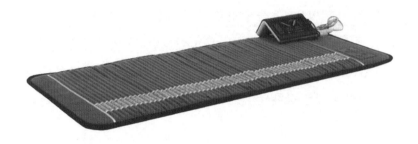

바이오매트 의료기 사용 전, 사용 중, 사용 후의 체온 변화

	나이	성별	질병	사용 전	사용 중	사용 후
1	46세	남성	폐암	36.5℃	37.6℃	38.6℃
2	64세	남성	식도암	36.5℃	37.4℃	37.9℃
3	54세	여성	폐암	36.5℃	37.4~38℃	38℃
4	52세	남성	폐암	36.5℃	37~37.6℃	37.8~38.5℃
5	58세	여성	비장암	36.4℃	37.4℃	38~38.3℃
6	74세	여성	담관암	36.5℃	37℃	37.8~38.2℃
7	76세	여성	담암	36.9℃	37.6℃	38~38.6℃
8	59세	남성	방광암	36.5℃	37.8℃	37.9~38.2℃
9	52세	여성	식도암	36.5℃	37.3℃	37.9~38.4℃

10	61세	여성	대장암	36.4℃	37.3℃	38.1~39.1℃
11	51세	여성	난소암	36.4℃	37.5℃	38.3~40.3℃
12	63세	여성	비장암	36.3℃	37.5℃	38.0~38.8℃
13	44세	여성	대장암	36.3℃	37.3℃	37.4~38.7℃
14	44세	여성	난소암	36.4℃	38.1~38.8℃	39.0~40.6℃
15	60세	여성	위암	35.7℃	36.6℃	37.1~38.1℃
16	67세	여성	대장암	35.4℃	36.2℃	37.4~39.0℃
17	54세	여성	갑상선암	35.7~36.4℃	37.2℃	37.6~39.1℃

밤에 잘 때는 온도를 35℃~40℃로 설정해 등에 「프로 바이오매트」를 깔고 그대로 수면을 취합니다. 바이오매트의 보온으로 인해 체온 저하를 막을 수 있고 마이너스 이온으로 인한 치유 효과까지 더해져 환자들은 편안하게 잠이 들 수 있습니다. 특히 암 환자는 기초 체온이 낮기 때문에 그냥 누워 있을 때도 항상 바이오매트 위에서 체온을 높게 유지하는 것이 중요합니다.

열을 가하는 이 치료법은 본인이 식사가 가능하고, 입욕을 할 수 있는 체력만 있다면 뇌종양을 제외하고 어느 부위의 암이라도 치료가 가능합니다.

70℃의 높은 온열을 가하면서 50분이 지나면 환자의 체온이 39℃~40℃까지 상승하게 돼 환자는 땀으로 범벅이 됩니다. 체온이 37℃를 넘어서 40℃가 되면 면역활성력이 2에서 10배까지 높아지게 됩니다. 이렇게 되면 암을 공격하는 강력한 항체인 인터페론이 분비되기 시작합니다. 따라서 바이오매트 보석암반욕은 암을 공략할 수 있는 최고의 치료법입니다.

처음에는 매트 온도를 70℃로 하여 60분간 사용한다는 것이 힘들기 때문에 도중에 포기하시는 분들도 계시지만 횟수를 거듭할수록 환자분들이 열에 익숙해집니다. 또한 사용 횟수가 많아질수록 환자의 체질은 체온이 쉽게 상승하기 쉽도록 변합니다.

호르미시스 암반욕으로 면역력을 향상시킨다

「바이오매트 보석암반욕」 테라피를 받은 후에는, 호르미시스 암반욕에 들어가도록 권장합니다. 호르미시스 암반욕이 전국적으로 유명해진 것은, 연간 25만 명이 방문하는 아키타의 다마가와 온천이 그 발상지입니다. 라듐 온천으로 유명한 「마스토미 온천」이나 「미사사 온천」, 「아리마 온천」 등도 인기가 있으며 간 기능과 신경통, 류머티즘 등에 효과가 탁월하다는 보고가 있습니다.

약 100여 년 전, 다마가와 온천에서 채취된 약석藥石에서 라듐이 방사된다는 것을 발견하고, 또 대만의 북투北投 온천에서도 동일한 약석이 발견됐다고 해 호쿠토세키북투석北投石라는 이름이 붙여졌다고 합니다.

호쿠토세키에 관한 연구는 도호쿠대학 의학부를 중심으로 이와테대학, 히로사키대학 등에서 200여 명 이상의 교수들이 임상실험을 실시한 결과 신경통, 류머티즘, 심장병, 고혈압 등 각종 질환 치료에 특효가 있다는 것을 알아냈습니다.

라돈은 라듐이 붕괴하는 과정에서 발생하는 방사성 가스를 가리키는데, 라돈 온천에 들어가면 이 가스를 체내에 흡수할 수 있습니다.

이 방사선 치료법이 단번에 의학계의 각광을 받게 된 것은 7~8년 전, 방사선 연구의 1인자이며 생명화학자인 미즈리대학의 T.D.럭키 박사에 의해서인데, 그는 동경 국제 심포지엄에서 저수준 방사선이 인체 면역력을 고조시켜 노화를 방지한다는 사실을 알렸습니다.

최근 20년에 걸친 기초연구 및 임상실험을 거쳐 저수준 방사선을 조사할 수 있었던 활동으로

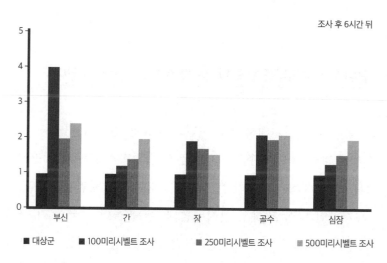

각 기관의 p53 단백질은 라돈을 방사한 뒤에 확실히 신체의 기관들이 활성화되었다.
*우주공간의 방사선량: 지상 100배 이상
*항공기(고도 1만 미터): 0.1미리시벨트/일

출처: 나라의과대학 오니시 선생님의 실험결과에서

각 기관에서 암 억제유전자 p53의 활성 변화

(1) 암세포를 자살시키는 아토포시스를 발현시켜, 암세포가 즉시 소멸하도록 유도하는 단백질 구성체인 암 억제 유전자 p53을 활성화시킨다.

(2) 손상된 DNA^{Deoxyribonucleic Acid, 데옥시리보 핵산의 약자로 mRNA 염기서열 유전정보를 아미노산 서열로 번역} 해 단백질 합성을 시작한다의 회복능력을 활성화시킨다.

(3) 신체 노화와 신체 산화를 방지하는 효소인 슈퍼옥시드 디스무타아제^{Superoxide dismutase} 및 글루타치온 페록시다제^{Glutathione peroxidase}를 활성화시킨다.

(4) 신진대사를 촉진시킨다.

(5) 엔도르핀과 아드레날린 등의 호르몬 분비를 고조시킨다는 것이 확인됐습니다.

근위측증, 류머티즘 등도 완쾌시킬 수 있는 가능성이 있다

라돈은 암과 관련해서 뿐만 아니라 당뇨병, 간염, 근위측증, 알츠하이머, 파킨슨, 류머티즘, 아토피 등의 난치병과 관련해 그 진행을 저지시키고 회복시킬 수 있는 기능이 있다는 것이 확인됐습니다.

세계적인 역학 조사도 실시됐는데, 예를 들어 미국 로키 산맥의 자연방사선이 가장 높은 지역의 암 사망률은 다른 지역보다 15~25% 이상 낮습니다. 라돈 온천으로 알려진 미사사 온천지구의 주민 9,000여 명의 암 사망률을 37년간 조사한 결과, 이곳 온천 지역 사람들이 타 지역 사람들보다 암 발생률이 압도적으로 적었습니다.

또한 「대만 과학기술 재단」에서는 자연 피폭 방사선량의 500배

~1,000배 이상 되는 강력한 고방사선 맨션에서 19년 간 생활한 1만 명의 암 사망률을 조사했습니다. 그 결과, 일반적으로는 1만 명당 200명 이상이 암으로 사망하는데, 이 맨션에 거주하는 사람들은 불과 7명이 암으로 사망해 놀랄 만큼 저조한 암 사망률을 기록했습니다. 확실히 저선량低線量 방사선에 영향을 받은 사람들은 암에 잘 걸리지 않았으며 이를 통해 라돈 방사선이 의료 효과가 있다는 것을 확인할 수 있었습니다.

저선량 방사선의 유효성은 세계적으로 2,000건 이상의 논문을 통해 알려졌습니다.

호르미시스 암반욕을 사용하지 않을 수 없다

따라서 이 호르미시스 암반욕을 사용하지 않을 수 없습니다.

저희 클리닉에서는 미량의 방사선을 방사하는 「호쿠토세키」 및 「바드가슈타인 산약석」, 「실리카 광석」 등의 분말을 벽과 바닥에 칠하고 라돈을 발생시키는 세라믹 시트를 사용한 매트를 깔고 있습니다.

또한 알칼리 이온수를 분무하는 미스트사우나를 내부에 같이 설치했기 때문에 라돈이 피부에 쉽게 흡수될 수 있도록 설계했습니다.

라돈 사우나에 들어가기 전에 「바이오매트 보석암반욕」 테라피를 먼저 받으신 후, 양질의 물을 500cc 정도 마시고 나서 5분간 사우나에 들어가고, 다시 5분간 밖으로 나와서 휴식을 취하는 사이클로 1

일 2회 실시할 것을 권장합니다.

암 환자 대부분은 체온이 36℃ 이하 저체온증이지만 이 호르미시스 암반욕을 실행하고 나면 대부분의 체온이 2℃ 정도 상승하게 됩니다.

땀이 좀처럼 나지 않는 환자들도 있지만 라돈 사우나를 1주일 정도 하고 나면 대부분 땀으로 범벅이 됩니다.

땀으로 범벅이 되면 체내에 축적된 다이옥신과 수은, 납 등과 같은 공해 물질이나 중금속 등이 배출됩니다.

종합 가시광선 치료법으로 면역조절, 감염 예방 및 진통 효과를 향상시킨다

또한 저희는 광선 치료법을 사용하기 위해 전신에 태양광에 가까운 빛을 쬐는 치료법도 실시하고 있습니다.

이 광선치료법은 적외선램프 및 세라믹 히터에 의한 근적외선온열요법을 사용하는 적외선 치료법과 레이저 광선을 사용하는 레이저 치료법, 크세논램프를 사용하는 종합 가시광선 치료법 등이 있습니다.

저희가 실시하고 있는 종합 가시광선 치료법은 재단법인 광선연구소에서 개발한 치료용 카본 전극에서 방전시키는 탄소고광 등을 사용해 발생하는 광선 복사輻射 온열을 생체에 조사照射하는 효과를 이용하는 치료법입니다.

치료용 카본에서 발생하는 광선은 적외선과 가시광선, 소량의 자외선이 혼합된 연속광선이며 이 광선으로 각자의 상태에 맞춰 인체 각 부의 맨살에 직접 쬐게 해 병의 증상 및 병의 상태 회복과 개선을 도모합니다. 이 치료법은 생체의 자연치유력을 부활賦活시켜, 저하된 면역 기능을 조절해주는 효과가 있습니다.

치료에 사용되는 가시광선은 인간에게 반드시 필요한 태양광에 가장 가까운 연속광선입니다. 인체에 유해한 단파 자외선은 포함돼 있지 않으며 일반 자외선도 지상에서 쬐는 태양광선에 비해 월등히 적게 들어 있습니다.

이 광선에는 여러 가지 작용이 있는데, 그중 하나는 광화학 작용으로서 피부 안에 존재하는 콜레스테롤을 비타민D로 변환시켜주는 특징이 있습니다. 비타민D는 장의 칼슘 흡수를 증가시킵니다. 또한 심부 온열효과로 인해 혈관이 확장돼 환부 혈행을 개선시킵니다. 또한 프로스타글란딘이나 히스타민, 브래디키닌 등의 병을 일으키는 원인 물질을 제거하고 진통과 동시에 염증을 가라앉히는 작용을 해 통증을 개선하고 신체 염증을 진정시킵니다.

치료용 가시광선은 신체 내 비타민D와 칼슘대사를 원활하게 만들어 면역을 조절하며 발암을 억제하는 작용도 해 암과 종양의 증식을 억제시킬 수도 있습니다. 또한 백혈구의 활동 능력과 탐식 능력을 강화시킴으로써 병균의 감염으로부터 방어 기능이 활발해져 병의 감염 예방과 치료에도 효과적입니다.

그 외에도 신체 지질대사 개선, 가려움증 개선 효과, 콩팥 기능 개선에 따른 유종遊腫 감소 효과 등 다양한 2차 치유 작용이 확인됐습니다.

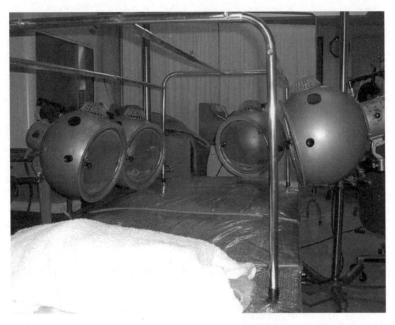

적외선과 가시광선 등이 병의 상태를 개선한다

빛을 쪼이는 방법은 기본적으로 환부에 직접 빛을 쬐어 주는 직접
조사와 전신 치료를 위해 환부 외에 빛을 쬐어 주는 간접 조사가 있
습니다. 간접 조사는 양다리, 양 발목, 비복근, 허리, 복부, 좌우 인두
등에 사용합니다. 환부에 직접 조사할 때는 집광기集光器를 사용하여
조사 범위를 집중시켜 방사합니다. 방사하는 순서는 원칙적으로 심
장에서 먼 부위부터 심장에 가까운 부위로 이동하면서 실시합니다.

이 방법을 효과적으로 사용하기 위해서는 먼저 「바이오매트 보석
암반욕」이나 호르미시스 암반욕을 실시한 뒤, 중간에 빈 시간을 이
용해 종합 가시광선 치료를 시행하고 「환원 이온 치료법」도 몇 차례
같이 실시합니다. 이것은 단순히 환원 이온 변환기 단자를 환부에

비추기만 하면 되는 것이기 때문에 사용법이 매우 간단합니다. 그러나 환원 이온 효과도 매우 우수해, 면역력 향상 혹은 내분비계 호르몬과 신경계에 작용해 생체 방어기능을 향상시키는 작용을 합니다.

대부분의 환자들은 환원 이온 기구를 사용하는 동안 푹 주무시게 됩니다. 그렇게 푹 주무시고 있는 사이의 자연 치유력은 크게 향상됩니다.

제
04
장

디톡스(해독)로
내장벽을 정화시킨다

우리의 장은 제2의 뇌와 같다

인체에서 장은 다른 기관에 비해 매우 특별하다고 할 수 있습니다. 심장은 펌프질을 함으로써 혈액을 전신에 내보내고 신장은 혈액을 깨끗이 정화해 노폐물을 배출시키는 등 자신에게 주어진 역할을 명확히 수행하고 있지만, 들어온 혈액이 너무 적다거나 더럽다거나 식으로 스스로 진단하지는 않습니다. 즉, 심장이나 신장은 혈액의 질이 나쁘다고 정지하거나, 두 번 여과하거나 하는 등과 같이 자체적으로 상황을 판단해 본연의 활동을 조정하지는 않습니다.

그러나 장은 뇌의 판단에 의존하지 않고 위를 통과해 들어온 음식물이 신체에 해로운지 해롭지 않은지를 판단할 수 있습니다. 장이 신체에 해로운 음식이라고 판단하면 소화 흡수를 정지한 후, 해로운 음식물을 바로 체외로 배출시키려고 하며 해롭지 않다고 판단하면 바로 소화시켜 그 영양분을 흡수합니다.

이와 같이 우리의 장은 뇌의 판단에 의존하지 않고 스스로 판단해 행동할 수 있는 능력이 있으므로 장을 가리켜 '제2의 뇌'라고도 부릅니다. 신체가 아무리 뇌사 상태에 빠진 경우라도 신체 내의 장만큼은 소화하고 흡수하는 기능을 멈추지 않습니다. 사고로 식물인간이 돼도 몸이 계속 생명을 유지하는 것도 바로 우리의 장이 독자적으로 판단하고 기능을 계속할 수 있기 때문입니다.

장은 신체에 필요한 영양을 흡수합니다. 장은 음식물이 위로부터 내려오면 그 음식물이 이로운지 해로운지 먼저 해독하고 판단해 지시합니다. 시간이 촉박한 경우, 장은 바로 장내에 설사를 일으켜 독소를 급히 밖으로 배출하려고 합니다. 이러한 장의 활동은 뇌나 척수로부터 지시 없이 반사적으로 일어나는데, 장의 이러한 능력은 내재성 신경계를 독자적으로 갖고 있기 때문이며, 이와 같이 독자적인 신경계를 갖고 있는 장기는 우리 몸에서 장이 유일합니다.

초기의 장이 진화한 결과 뇌가 발생했다고 주장하는 의사가 있을 정도로, 몸에 있어 장의 역할은 중요하며 앞에서 언급한 바와 같이 장은 다른 장기는 할 수 없는, 독자적으로 판단하고 실행할 수 있는 기능을 가진 매우 특별한 존재입니다.

이로운 균과 해로운 균 사이의 균형을 맞춘다

장에는 실제로 뇌에 존재하고 있는 신경전달물질「세로토닌」이 존재합니다. 세로토닌이란 뇌 전역에 분포하는 호르몬의 일종으로,

150여 억 개의 신경세포에 정보를 전달하기 위해 꼭 필요한 역할을 합니다.

다시 말해 세로토닌은 뇌의 중추센터에서 정보를 전달하는 역할을 하며, 그 범위는 대뇌피질에서부터 감정을 관할하는 대뇌변연계, 생존 뇌인 시상하부, 뇌간, 소뇌, 척수 등 모든 뇌신경에 영향을 미치고 있습니다. 놀랍게도 세로토닌의 90%가 소장에 존재한다는 것은 잘 알려진 사실입니다.

이렇게 우수한 장 기능을 활성화시킬 수 있는 것을 장내 세균총이라고 하며 세균총이란 장내에 항상 존재하는 이로운 선옥균과 해로운 악옥균이 서로 균형이 잡힌 상태를 말합니다.

아무리 정밀한 구조를 갖고 있는 장이라 하더라도 심한 중노동에 시달리게 되면 결국 그 반응도 둔화됩니다. 과식, 과음, 스트레스, 유해 중금속, 농약, 식품 첨가물 등이 신체에 축적되면 장내의 환경은 해로운 방향으로 변해갑니다. 장내의 세균 균형은 자연스럽게 맞춰지도록 돼있지만 나쁜 생활 습관으로 인해 해로운 악옥균이 우위를 차지하게 됩니다. 이렇게 장내 세균총 균형이 깨져버리게 되므로, 제아무리 우수한 장이라 해도 제2의 뇌의 자율 관리 기능이 떨어지게 됩니다.

이로운 균이 많아져야 장내 세균 환경이 건강해진다

우리의 장에는 500 종류 이상, 100조 개나 되는 세균들이 서식하고 있습니다. 우리의 귀에 익숙한 비피더스균이나 유산균 등과 같은 선옥균들과 독소를 배출해내는 가스괴저균, 포도상구균 등의 악옥균들, 독소를 만들어내지는 않더라도 몸에는 해로운 대장균, 박테로이데스균 등 기회감염균으로 구성돼 있습니다.

선옥균은 주로 장의 움직임을 정비해 장의 활동을 도와줘 변비나 설사를 예방할 뿐만 아니라 인체 내 면역력을 향상시켜줘서 감기나 염증 등을 예방합니다. 또한 장의 본연의 역할인 음식물의 소화와 흡수를 촉진시켜줍니다. 올리고당 등을 먹이로 해 선옥균이 증식하여 장내에서 우위를 차지하게 되면 신체는 건강한 상태가 되고, 또 선옥균은 유산이나 초산을 만들어냄으로써 장내 산도를 유지시켜줌으로써 악옥균의 증가를 억제합니다. 즉, 장내 세균총 균형을 위해 활동하고 있는 것이 바로 선옥균입니다.

악옥균은 장내의 부패를 진행시키고 설사나 변비를 일으키게 됩니다. 암모니아, 황화수소, 인돌 등의 인체 유해물질을 만들어내고 인체 면역력을 약화시킬 뿐 아니라, 발암 물질도 만들어내는 아주 성가신 존재입니다. 그렇다고 해서 완전히 없어져도 되는 그런 존재는 아닙니다. 일부 악옥균은 혈중 콜레스테롤 생성을 억제하고 비타민을 합성하는 등 인체에 유익한 활동을 하기도 합니다. 이상적인 장내 균형은 악옥균도 어느 정도 존재하면서 선옥균이 우위를 차지한 상태이며, 이 상태에서 우리는 건강한 몸을 유지할 수 있습니다. 악옥균은 올리고당을 영양분으로 섭취할 수 없습니다. 유산균만이 올리고당을 분해할 수 있는 수용체를 갖고 있으므로 유산균만이 올리고당을 영양분으로 섭취할 수 있습니다. 악옥균은 장내에 체류하고 있는 변 등을 먹이로 증식하면서 인체에 해로운 독소를 만들어냅니다.

기회 감염균은 그 이름처럼 건강한 상태에서는 비타민을 합성하는 등 선옥균과 같은 활동을 하고 있지만, 장내 환경이 악옥균 우위로 변하게 되는 순간 기회 감염균은 바로 악옥균과 함께 인체에 유해한 물질을 만들어냅니다.

유산균과 올리고당을 섭취하면 장내 이로운 균이 증가한다

장내 선옥균을 늘리기 위해서는 선옥균에게 어떤 먹이를 주어야 하는지를 생각해보도록 합시다. 즉, 의식적으로 선옥균이 증식할 수 있는 먹이를 섭취해야 합니다.

선옥균을 늘리는 방법에는 크게 2가지가 있습니다. 하나는 요구르트, 낫또, 채소 절임 등과 같이 유산균이나 비피더스균이 들어 있는 식품을 섭취하는 것. 다른 하나는 올리고당이나 식물섬유 등과 같이 선옥균이 좋아하는 영양원을 섭취해주는 방법입니다.

선옥균을 직접 섭취하면 위산 때문에 쉽게 죽어 버리기 때문에 산 채로 대장까지 전달되지 못하므로 별로 의미가 없다고도 하지만, 사실은 그렇지 않습니다. 설사 죽어버렸다고 해도 선옥균은 그 자체로도 장내에서 효과적인 생리 기능을 할 수 있기 때문에 유산균을 꼭 산 채로 대장까지 전달할 필요는 없습니다.

선옥균에게 먹이를 적극적으로 공급하기 위해 우리의 기본 식생활을 관리하는 것이 중요합니다. 올리고당이나 식물섬유를 많이 포함하고 있는 채소류, 과일류, 두부류 등을 섭취하면 장내의 선옥균이 좋아하는 영양원이 충분해지므로 선옥균의 증식을 도와줍니다. 이런 음식물은 악옥균이 먹지 못하기 때문에 전부 선옥균의 먹이가 돼 아주 효과적으로 선옥균의 수를 증가시킬 수 있습니다.

선옥균과 악옥균의 균형은 음식, 수면, 스트레스 등에 의해 크게 변화됩니다. 올리고당이나 식물섬유가 포함되지 않는 식품을 먹게 되면 자연히 악옥균이 우위를 차지하게 됩니다. 또한 아무리 선옥균이 우위가 되는 식생활을 해도 수면이 부족하거나 과도한 스트레스가 이어지게 되면 장내 환경은 악옥균이 우위를 차지하게 됩니다.

'마고와야사시이'를 섭취해 장내 세균총을 개선한다

사실 저희 클리닉에서는 자이언트, 소프트뱅크 등 프로야구 9개 구단의 운동선수 35명에 대한 영양 지도를 하고 있으며, 「병에 걸리기 싫은 사람들이 읽는 책」을 집필하신 영양학계의 1인자이며 「교린예방 의학연구소」의 야마다 도요후미 소장님으로부터 식사 치료법 및 단식방법 등에 대한 지도를 받고 있습니다. 그가 권유하는 식양생食養生은 마마메:두부, 토후루이: 「두부류」, 고고마: 「깨」, 와와카메: 미역 등「해조류」, 야야사이: 「채소」, 사사카나: 「생선」, 시시이타케: 「표고버섯 등 버섯」, 이이모루이: 「고구마류」 등입니다.

이와 같이, 저희 클리닉에서는 전통적인 건강한 식사를 기본으로 하므로 야마다 소장님께서 권장하시는 음식물과 거의 비슷한 음식

건강한 다이어트 식품

두부 = 「마」 = 마메

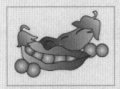

단백질,
마그네슘,
레시틴

채소 = 「야」 = 야시이

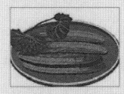

항산화
영양소
비타민,
식물섬유

깨 = 「고」 = 고마

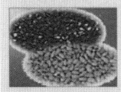

항산화
영양소

생선 = 「사」 = 사카나

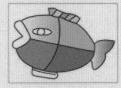

등푸른생선,
신경세포의
활성

미역 = 「와」 = 와카메

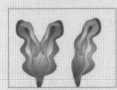

칼슘,
철분,
미네랄

버섯 = 「시」 = 시이타케

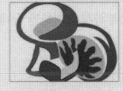

비타민B1,
비타민D

고구마 = 「이」 = 이모루이

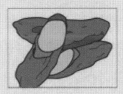

식물섬유,
비타민B,
비타민D

비타민과 미네랄의 균형 잡힌 이상적인 식품 재료

'마고와야사시이'를 섭취할 수 있는 식품

재료를 사용합니다. 일상생활에서 이러한 음식을 섭취하면 비타민과 미네랄을 균형 있게 보충할 수 있습니다. 게다가 이는 모두 알칼리성 식품들이기 때문에 쉽게 소화가 되며, 우유, 유제품, 고기류, 달걀, 설탕 등과 같은 산성 식품들은 사용하지 않기 때문에 신체의 미네랄 밸런스가 무너지지 않습니다.

게다가 발효식품인 미소시루와 현미를 더하면 단백질과 지방을 과잉 섭취할 우려가 없으며 3대 영양소의 황금비율이라고 하는 단백질 15~18%, 지방 25~30%, 탄수화물 ~60%의 비율로 섭취가 가능한 가장 이상적인 건강 식단이 됩니다.

효소를 풍부하게 섭취하면 장내 세균총이 개선된다

저희 클리닉에서는 특히 효소를 충분히 섭취할 수 있도록 식사 지도를 하고 있습니다. 앞에서 말씀드린 바와 같이 신체 생리작용을 담당하는 에너지는 모두 효소로부터 나오므로 효소 섭취를 저해시키는 라이프스타일^{생활습관}을 개선해야 하고, 되도록이면 효소가 풍부하게 함유된 식품을 섭취해야 합니다.

● 신진대사 활성화   ● 세포 형성작용
● 자연치유력 향상   ● 호르몬 균형 조절
● 잉여 지방 제거   ● 신경 정상화 작용
● 혈액 정화와 체내 독소 배설작용 등

체내 효소의 주요 작용

체내 효소가 감소하면 몸의 세포는 노화되기 시작하며, 효소가 모두 사라져버린다면, 그것은 바로 인체가 죽음에 이른 상태라는 것을 의미합니다. 효소는 생명의 촉매제이며 인체의 모든 화학 반응, 모든 생명 반응에 깊이 관여합니다. 따라서 효소가 없이는 어떠한 생명 현상도 이루어질 수 없습니다.

체내 효소를 보충하는 수단으로는

① 채소, 과일, 어패류 등을 되도록이면 많이 섭취하는 것
② 낫또, 미소시루, 채소 저림 등의 발효 식품을 많이 섭취하는 것
③ 현미 등 미정제물을 많이 섭취하는 것

을 실천해야 합니다.

효소는 열에 약하기 때문에 가열해 조리하면 그 효능이 파괴되기 쉬우므로 채소나 과일은 되도록이면 익히지 않고 먹는 것이 좋습니다.

따라서 이러한 효소 식품을 많이 섭취하는 사람일수록, 장내 세균총 중 선옥균이 우위를 차지한 환경이 돼 혈액이 깨끗하게 정화되고 각 세포마다 신선한 영양소와 풍부한 효소가 공급되기 때문에 노화(老化)가 잘 진행되지 않습니다. 따라서 젊은 체질일수록 그의 체내에는 효소가 풍부하다고 할 수 있습니다.

반대로 채소나 과일을 별로 먹지 않고 동물성 단백질이나 유제품 위주로 식생활을 하게 되면 음식물을 소화시키기 위해 소화 효소를 대량으로 소비하게 됩니다. 더구나 알코올을 섭취하거나 식품 첨가

물이 함유된 가공식품 위주로 식생활을 하게 되면 간은 해독 효소를 대량으로 소모할 수밖에 없습니다.

즉, 해로운 음식을 계속 섭취하게 되면 체내의 소화 효소가 지나치게 소모돼 신진대사를 위해 남겨둔 모든 체내 효소도 같이 사라지게 됩니다.

체내 효소가 감소하면 면역력도 떨어진다

체내의 대사 효소가 감소하면

- 에너지 생산에 사용되는 효소도 같이 감소합니다.
- 세포로 에너지가 전달되지 않으며, 세포가 약해지면서 노화가 촉진됩니다.
- 체내 조직의 해독 기능이 약화됩니다.
- 신경조직과 호르몬계 균형이 무너집니다.
- 면역력과 자기치유력이 약해집니다.
- 세포 약해져 괴사하게 되고, 이로 인해 신체는 병에 걸리기 쉬운 체질로 변합니다.

이와 같이 체내 효소 소비를 줄이면 면역력이 향상돼 암이나 난치병을 치료하는 데 높은 성과를 올릴 수 있습니다. 이와 같이 체내 효소를 증가시킴으로써 많은 암 환자의 치료에 성공한 츠루미 클리닉의 「츠루미 박사」가 쓴 「진실한 암 치료의 비법」중앙아트 출판사에 따르면 효소의 소모를 줄이는 라이프스타일은

① 알코올, 식품첨가물, 인공색소, 방부제 등의 식품을 가급적 섭취하지 말아야 한다.

② 설탕을 많이 먹지 말아야 한다.

③ 고지방, 고단백식을 먹지 말아야 한다.

④ 식사량을 줄여야 한다.

⑤ 항생제나 예방주사 같은 서양약제의 과잉 접종을 피해야 한다.

등을 언급하고 있습니다.

이와 같이 체내 효소를 활성화시키기 위해 첫째, 미네랄 섭취가 필요합니다. 특히 300종 이상의 효소 반응에 깊이 관련돼 있는 「마

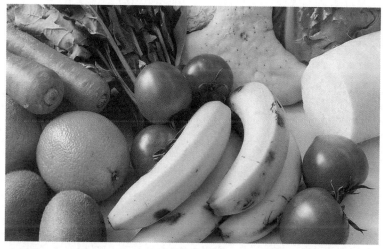

과일과 채소에는 효소가 풍부하게 함유돼 있으므로 평소에 자주 섭취해야 한다

그네슘」을 섭취하는 것이 중요합니다. 둘째 200종 이상의 효소 반응에 깊이 관련돼 있는 「아연」을 섭취하는 것도 중요합니다. 아연은 단백질 합성과 관련이 있으며 전신 세포를 교환하게 하는 신진대사를 할 때 큰 도움을 줍니다. 아연이 부족해지면 피부가 손상되거나 상처가 나도 잘 아물지 않게 됩니다.

이와 같이 중요한 마그네슘과 아연은, 채소 및 과일, 해조류, 어패류 등에 많이 포함돼 있습니다. 특히 소화 효소류는 무즙, 양배추, 고구마, 파인애플, 김, 키위, 무화과, 바나나 등에 풍부하게 함유돼 있으므로 평소에 이러한 식품들을 날것으로 섭취해야 합니다.

장 세척을 함으로써 악옥균을 제거^{디톡스}한다

저희 클리닉에는 암 환자분들을 비롯해 여러 만성질환 환자분들이 내원하고 계십니다. 그분들에게 병이 생겼다면, 그분들의 장내 환경 역시 열악한 상태일 것이라고 예상해볼 수 있습니다. 저희 클리닉 이름에 「건강의 밭」이라는 문구가 포함돼 있는 것처럼 저희는 환자분들에게 건강한 식사를 제공하기 위해 많은 신경을 쓰고 있습니다. 우선 건강한 식사 치료법을 실행해 장내 세균총의 균형을 단계적으로 정비하는 것이 이상적이지만, 환자분들 중에는 급하게 치료를 해야 하는 응급 환자들도 있습니다. 하여, 저희 클리닉에서는 치료의 일환으로 장 세척을 실행하고 있습니다. 저희는 어디까지나 장 세척을 하는 것도 의료 행위의 한 범주라고 간주하고 있습니다.

안전하고 확실하게 장 세척을 하면 환자들에게는 분명히 좋은 효과
가 나타납니다.

장은 소화, 흡수 기능뿐 아니라 인체 내 주요 항암 면역 세포 중 하
나인 「림프구」가 70% 이상 살고 있는 곳이기 때문에 다른 치료를
실시하기에 앞서 장내 환경을 새롭게 만들어주기 위해 장 세척을 먼
저 실시합니다. 그러면 체류변을 비롯한 악옥균이 증식할 수 있는
모든 원인을 제거할 수 있습니다. 그리고 그 후로 환자분들에게 채
소를 중심으로 한 식사를 하게 함으로써 선옥균이 쉽게 증가할 수
있는 장내 환경이 만들어지도록 합니다.

장관腸管에는 신체 면역 기능의 60~70%가 집중해 있다

장에는 인체의 건강을 유지시키는 또 하나의 커다란 기능이 있습
니다.

그것은 장 속에 신체에서 가장 큰 면역계가 자리잡고 있다는 것입
니다. 동경대학 대학원 농학생명 연구과의 「우에노가와 슈이찌교
수」는 '장관腸管이 면여체게는 우리 몸 전체 면역게의 60~70%를 차
지하고 있는 항체 세포로 구성돼 있다'라고 설명합니다. 또한 장관
면역계는 장이 제2의 뇌라고 할 수 있는 특징, 즉 식품처럼 안전한
것과, 병원균처럼 인체에 해로운 것을 식별할 수 있는 능력이 있습
니다.

우리 몸의 면역계가 적군인지 아군인지를 판단해 그 정보를 뇌에

전달하면 뇌는 대식세포나 내추럴 킬러^{NK}세포 등의 면역 세포들에게 즉각 「공격 명령」을 내려 적군을 물리칩니다. 장도 이처럼 독자적으로 판단해 적군을 향해 공격을 실행, 외부의 적을 물리쳐 버릴 수 있습니다.

우리 몸의 면역계를 대표하는 기관은 골수와 흉선입니다. 혈구^{적혈구, 백혈구, 혈소판}는 골수에서 만들어지며 T림프구는 흉선에서 만들어집니다.

우리 몸의 흉선은 17세 전후에 그 크기가 절정을 이루게 되고 그후로 흉선은 크기가 축소되기 시작해 활동력도 약해집니다. 40대가 되면 흉선은 본래 크기의 1/4정도까지 축소되며, 나중에는 그 흔적만 남아 퇴화된 기관으로 전락해버립니다. 이렇게 나이가 들어갈수록 흉선은 퇴화돼버리기 때문에 40대 이후에는 흉선에서 만들어지는 면역체 T림프구의 활동력도 상당히 저하될 수밖에 없습니다. 그러나 앞에서 「아보 토오루교수」는 흉선 외에도 간에서 생성되는 T림프구가 또 있다는 것을 발견했습니다. 그러므로 우리 몸의 흉선이 축소됐다 하더라도 T림프구가 모두 소멸되는 것은 아닙니다. 그에 따라 40대 후반부터 몸에 급속도로 무리가 가거나 병이 들거나 하는 것은 T림프구가 소멸돼서 그런 것이 아닙니다. 오히려 나이가 드는 동안 나쁜 생활 습관을 지속해서 면역 기능이 저하됐기 때문일 것입니다.

장관이 대식세포를 활성화해 항체를 만든다

흉선이 퇴화되어버린 중년 이후에는 신체 면역 기관의 중심은 자연스럽게 흉선에서 장관 림프조직으로 이동하게 됩니다. 앞에서 말씀드린 것처럼 장관에는 60% 이상 되는 림프구들이 모여 살고 있으며 파이어스 패치Peyer's patch:림프 소절라고 불리는 장관 조직은 체내에 들어온 물질이 인체에 해로운 것인지 이로운 것인지를 점검하고 해롭다고 판단하면 바로 대식세포에게 명령해 인터페론이나 인터로이킨 등의 항체를 생산하도록 하거나 백혈구를 활성화시켜 체내 면역 기능을 작동시켜 적군을 공격합니다.

즉, 중년 이후에 건강을 유지하고 병을 치유하고 싶다면 누구나 예외 없이 장내 환경을 의식적으로 정비할 필요가 있다는 것입니다.

신체 면역력을 향상시키는 좋은 생활 습관과 좋은 식품을 섭취하는 것도 중요하지만 장내 환경을 정비해 이를 받아들일 수 있는 건강한 몸을 먼저 만들어야 한다는 것을 잊고 계시는 경우가 종종 눈에 띕니다. 입구가 있으면 반드시 출구가 있어야 합니다. 저희 클리닉에서 실시하는 치료는 장 세척, 단식, 온열 치료법과 같이 생명 활동에 기본이 되는 치료를 우선적으로 실시합니다. 그리고 각 환자들의 증상에 따라 각자에게 맞는 방법으로 가능한 한 항암제 사용을 줄여 부작용을 최소화합니다. 환자의 몸 상태를 정확하게 파악해 서양 의학 기법도 도입해 그 사람에게 맞는 치료를 한다는 방침을 갖고 있습니다.

여기서 다시 한번, 우리 몸의 장 시스템을 포함한 면역 시스템을 정리해보도록 합시다.

첫 번째, '장내 세포총'의 균형을 잡아야 합니다.

장내 선옥균이 악옥균의 증가를 억제함으로써 장 활동을 정상화시킵니다. 이렇게 장내 세균총의 균형을 잡기 위해서는 장 세척 등을 실시해 체류변 등을 제거함으로써 악옥균의 증식을 억제해야 합니다. 그 후에는 선옥균을 증가시킬 수 있는 영양분을 적극적으로 섭취하는 것이 중요합니다.

두 번째, '장의 점막조직' 활동을 향상시켜야 합니다.

장의 표면은 끈적끈적한 점액으로 둘러싸여 있으며 음식물의 소화 흡수를 돕지만 점액 분비가 줄어들면 그 기능이 떨어집니다. 그러므로 장의 점막조직의 활동을 향상시켜야 합니다.

세 번째, '장의 면역시스템'을 정상화시켜야 합니다.

장은 면역세포를 배출시켜 장속의 세균 등을 공격해 체외로 배출시킵니다. 장 스스로가 적군이라고 판단하면 바로 백혈구를 출동시켜 적군을 공격하게 해 적군의 세력이 늘어나기 전에 제압해버립니다.

제1차 방위대인 대식세포와 NK세포가 암 발생을 예방한다

우리 몸의 면역 시스템에 대해 좀 더 구체적으로 설명을 드리도록 하겠습니다.

암의 경우, 사실 누구나 하루에도 3,000에서 6,000개 정도의 암세포가 생겨납니다. 그중 암세포 하나가 죽지 않고 우연히 살아남아 약 10년의 세월에 걸쳐 분화를 하게 되면 직경이 약 1cm 정도 크기의 암으로 성장하게 됩니다. 그 정도 크게 되면 검사를 통해 발견할 수 있습니다. 그러나 인간의 몸은 자연 치유력이나 면역력을 갖고 있으므로 이러한 암세포의 침입 또는 증식을 허용하지 않습니다.

이 면역 시스템이 가동하기 시작하면 백혈구의 한 종류인 대식세포나 내추럴 킬러세포[NK]등 면역 세포들이 체내에서 활동하기 시작합니다. 이와 같은 방어 시스템의 활동은 자연 면역 체계라고 불리며, 체내에 적군이 침입했을 때 맞서 싸우는, 이른바 「1차 방위대」라고 할 수 있습니다. 대식세포는 탐식세포라고도 하며, 어떤 이물질이나 암세포라도 무차별로 먹어치워 죽여버립니다. 또한 NK세포[자연 살해세포]는 단독으로 활동하는 강력한 면역 세포로써 바이러스나 암세포만을 선택, 효소를 발사해 파괴시켜 죽여버립니다. 또한 NK세포는 바이러스에 감염된 세포나 암으로 변해버린 세포조차도 발견하는 즉시 무조건 살상해버리는 왕성한 활동력을 갖고 있는 강력한 아군입니다.

몸은 이러한 자체 방위력을 갖고 있는 면역 시스템이 잘 구비돼 있기 때문에 만약 몸에 암이 발생하더라도 1차 방위대의 공격으로 인해 바이러스의 침입 또는 암이 증가하지 못하도록 막을 수 있습니다.

헬퍼T세포는 면역체계를 사령관처럼 통솔한다

다음으로는 암의 증식이 급격해져 대식세포가 증가하는 암세포를 모두 먹어치우지 못할 때 출동하는 「헬퍼T세포」라고 하는 또 하나의 강력한 면역 세포입니다. 이 세포는 우리 몸의 면역 체계를 통솔하고 있는 사령관 같은 존재입니다.

이 T세포에는 Th_1과 Th_2, 두 종류가 있으며, Th_2세포는 알레르기를 방어하는 면역 체계에 관여하고 Th_1세포는 암의 증식을 방어하는 면역 체계에 관여하고 있습니다. 암을 제거하는 저항력은 Th_1과 Th_2 세포가 증가할수록 같이 높아집니다.

헬퍼T세포는 대식세포의 탐식능력을 고조시켜 암세포를 더욱 활발하게 잡아먹도록 하기 위해 인터페론 「IFN」이라고 하는 항체를 방출시켜 대식세포가 더욱더 활발하게 활동하도록 하며, 동시에 B세포에게도 빨리 무기를 갖고 나와 암과 싸우도록 명령을 내립니다. 이와 같은 활동을 하는 헬퍼 T세포는 우리 몸의 「2차 방위대」라고 할 수 있습니다.

이 2차 방위대는 대식세포 등으로부터 적에 관한 정보를 획득해 이들을 격퇴시킬 수 있는 무기를 준비한 후 암세포에게 공격을 감행하는 매우 영리한 면역세포군입니다. 여기에는 「킬러T세포」, 「헬퍼T세포」, 「B세포」 등이 있습니다. 킬러T세포는 암을 죽이는 「살인 청부업자」라는 별명처럼 암세포에 접근해 독소를 분비시켜 암세포에 구멍을 뚫은 후 그 구멍 속으로 암세포를 파괴시키는 효소를 주입시킵니다. B세포는 고도의 면역 반응력을 보유하고 있으며 적을 섬멸시키는 강력한 무기라고 할 수 있는 항체를 암에게 발사합니다. 암세포뿐만 아니라 체내에 침입자가 들어왔다는 것이 확인되면 그 침입자를 항상 기억하는 능력을 갖고 있는 것이 특징입니다. 한 번 홍역에 걸리게 되면 다시 홍역에 감염되지 않는 것은 바로 이 B세포의 활동으로 인한 것입니다.

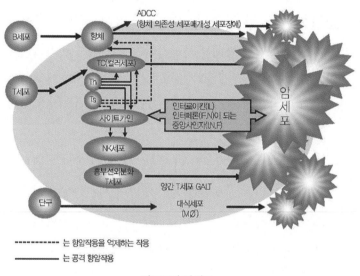

림프구와 암세포

의료 현장에서 아무런 치료를 하지 않았어도
암세포가 저절로 소멸될 수 있다

우리 몸의 1차 방위대를 순찰대에 비유한다면, 2차 방위대는 특수 공격 임무를 담당하는 SWAT특수 무장 경찰과 비슷하다고 할 수 있습니다.

몸에는 이렇게 다양한 방위부대들이 암이나 바이러스, 세균의 공격에 대비하고 있으므로 우리는 안심하고 살아갈 수 있습니다. 몸에는 이와 같이 강력한 2단계 면역 시스템이 있어 몸을 교란시키려는 침입자를 잘 막아내고 있습니다. 그러므로 설사 우리 몸에 암세포가 생기게 되더라도 우리가 건강을 유지할 수 있는 것은 이러한 면역 시스템이 철저하게 방어하고 있는 덕분입니다.

의료 현장에서는 가끔 아무런 시술을 하지 않음에도 불구하고 암세포가 자연 퇴출되는 형태로 사라져버려, 의사들도 놀라는 경우가 종종 있습니다. 이는 식생활과 라이프스타일, 본인의 의식 변환에 따라 앞장에서 설명해드린 체내 면역 시스템이 다시 작동한 결과라고 할 수 있습니다.

그러나 우리가 아무리 강력한 면역 군단을 갖고 있다고 해도 암의 증식을 도와주는 나쁜 식생활을 계속해 면역 시스템을 약화시키고, 스트레스가 심한 생활을 지속하고, 그런 것이 일상화돼버린다면 몸의 면역시스템은 암세포에 대적해 싸울 수 없게끔 서서히 약해져버립니다. 그러면 어느덧 면역세포와 암세포의 힘의 관계가 역전돼 암세포는 증식을 거듭, 조직화되면서 10년의 세월이 지나면 암세포가 무려 1cm 정도 크기로 증식해 육안으로도 확인할 수 있을 정도로 성장합니다.

그러나 암세포가 면역세포보다 우세해진다 해도 신체의 면역력을 떨어뜨리는 근본적인 요인을 다시 차단하고 암세포를 잡아먹는 면역세포의 활동을 다시 강화시키고, 암세포를 아포토시스^{세포 자살}로 유도해 죽게 만드는 다각적 전략을 구축하게 되면 현대의학으로 치료가 어렵다는 진행, 전이성 암이라 할지라도 치유될 가능성이 있습니다.

우리의 장腸은 신체를 보호하는 방어 시스템을 항상 작동시키면서 면역력을 유지시키는 중요한 일을 담당하고 있습니다. 이 때문에 우리는 건강을 유지할 수 있는 것입니다. 그러므로 병을 치료하기 위해서는 우선 장부터 관리하기 시작해야 합니다.

즉, 장의 건강이 모든 건강의 기본이 된다고 할 수 있습니다.

유해물질이 인체를 갉아 먹는다

우리의 생활환경에는 눈에 보이지는 않지만 많은 유해물질들이 우리도 모르는 사이에 우리의 몸에 축적되면서 직, 간접적으로 병의 원인이 되는 경우가 있습니다. 인체에는 간과 신장을 비롯해 유해물질을 체외로 배출시키는 여러 신체 기관들이 있지만, 제대로 작동되지 않으면 유해물질이 체내에 축적되면서 여러 가지 병을 유발하는 원인이 됩니다.

유해물질로 인한 증상에는 알레르기, 대사 이상, 피로, 변비, 만성 두통, 정신적인 히스테리, 불면증 등이 있습니다. 이는 누구나 한번쯤 겪어본 증상들일 것입니다. 그만큼 유해물질이 이미 우리들의 일상생활에 영향을 주고 있다는 증거입니다.

유해물질에는 유해 중금속, 다이옥신 아세트알데히드 등과 같은 화학물질과 식품첨가물, 방부제 등이 있습니다. 유해 중금속이 인체에 미치는 영향으로는 간경화와 신장장애가 대표적이며, 피부 장애와 호흡기 장애도 있습니다. 환경 호르몬이라 불리는 다이옥신류는 간기능 장애부터 생식기 장애, 발암 등을 초래합니다.

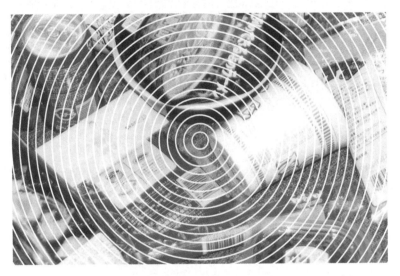

식품첨가물은 연간 4kg 섭취하고 있다

학술적 관점에서 식품첨가물에 대해 말하자면, 인체에 해로운 영향은 없다고 합니다. 어디까지나 식품의 한 종류로서 정부에서 판매를 인가한 것이기 때문에 인체에 영향이 있어서는 안 되겠지요. 그러나 이렇게 인가를 받은 제품들 중에서도 암을 유발시키는 것도 있고, 구미지역에서는 사용을 금지한 것들도 있습니다. 또는 매우 소량만 섭취하기 때문에 괜찮다고 하는, 학술적이지도 않고, 논리적이지도 않은 이유를 내세우며 인가된 식품 첨가물도 있습니다. 예를 들면, 매우 적은 양의 수은은 먹어도 된다고 인가해 주는 것과 본질

적으로 크게 차이가 없습니다. 가령 일본인의 식품첨가물 섭취량을 1인당 1일 평균 약 11그램으로 본다면 1년이면 약 4kg이고, 50년이면 약 200kg입니다. 매일 섭취한 만큼 배출시킬 수만 있다면 문제가 없겠지만, 식품첨가물 섭취로 인해 우리의 간과 신장은 독소를 분해, 배출하는 기능이 약해지기에, 이와 같이 해로운 식품 첨가물을 섭취한다면 이것들이 체내에 계속 축적될 것입니다.

한약과 서플리먼트로 해독^{디톡스}한다

유해물질이 체내에 축적되는 것을 줄이기 위해서는 들어오는 입구와 나가는 출구의 기능을 생각하면서 대처할 수밖에 없습니다. 즉, 되도록이면 유해물질을 섭취하지 않도록 하고 되도록이면 많은 유해물질을 배출하도록 하자는 것입니다. 섭취 면에서 생각해보면 모든 식품에 유해 중금속과 식품 첨가물이 포함돼 있다고 생각해도 틀리지 않을 것입니다. 공기 중에도 다이옥신류가 떠다니고 있는데 그것만 제거한 후에 호흡한다는 것은 불가능에 가깝습니다. 그렇게 되면 유해물질 섭취량을 극단적으로 줄인다는 것이 정말 어려운 일이 됩니다. 그렇다면 배출에 주안점을 두는 것이 더 효율적이며, 그것이야말로 유일한 방법입니다.

만성질환의 원인이 되고 있는 유해물질의 섭취는 우리의 생활 속에 이미 녹아들어 있어 더 이상 배제하기가 힘듭니다. 그러므로 모든 치료를 하기에 앞서 우선 신체를 깨끗하게 만드는 디톡스 치료를 먼저 하지 않는다면 유해물질로 이미 오염돼버린 우리들의 몸은 병에서 쉽게 치유되지 않을 것입니다. 디톡스에 효과가 있는 서플리먼트나 한약을 섭취하면서 미스트 사우나를 하거나 온열 요법을 조합해 땀과 소변을 통해 유해물질을 배출하고, 장 세척을 해 소화기능과 면역기능을 회복시킵니다. 저희 클리닉 환자분들은 이와 같은 디톡스 치료법을 사용해 탁월한 효능을 체험하고 있습니다.

유해금속 및 유해 식품 첨가물을 배출한다

유해물질의 체내 축적으로 인해 발생한 「미나마타병」이나 「이타이 이타이병」은 전국적으로 알려진 유명한 병입니다. 지금은 공장에서 배출되는 폐수를 규제하기 때문에, 환경 오염으로 인해 발생하는 병들은 눈에 잘 띄지 않습니다. 그러나 비록 서서히 진행되지만 환경 오염은 지금도 확실히 진행되고 있으며 우리는 그 오염된 환경에서 살고 있는 동식물들을 식량으로 섭취함으로써 우리의 몸속으로도 유해물질들이 자연스럽게 축적되고 있습니다.

유해물질 중에는 체외로 자연히 배출되는 것도 있지만 체내에 축적돼 배출되지 않는 것도 있습니다. 유해 금속류들은 체내에 축적되기 쉬우므로 사회적으로 큰 문제가 되고 있습니다. 대표적인 유해 중금속 수은과 비소, 납, 카드뮴, 주석 등이 체내에 쌓이게 되면 만성 피로와 간경화, 신장 장애, 두통, 불면증, 짜증, 쑤심 등의 온갖 증상을 야기시킵니다. 이와 같이 해로운 유해 중금속들은 주로 식품, 대기, 수돗물, 식품 첨가물, 담배 등을 통해 체내에 쌓이게 된다고 합니다. 특히 식품을 통해 체내에 쌓이는 유해물질은 이제는 더 이상 피하기 힘든 상황입니다.

황새치, 참치 등 큰 생선에 수은 함유량이 높다

채식을 통해 유해물질에 중독되는 것은, 유해 중금속으로 오염된 토양에서 자란 농작물을 섭취함으로써 인체에 축적되기 때문입니다. 육식을 통해 유해물질에 중독되는 경우는 특히 생선을 즐겨 먹는 일본인에게 수은 축적량이 높다는 경향이 있습니다. 사실, 참치나 황새치와 같이 큰 생선에는 수은이 많이 축적돼 있습니다. 이는 공장 폐수를 통해 바다로 흘러나간 수은을 플랑크톤 등이 먹기 때문입니다. 그렇게 수은으로 오염된 플랑크톤을 작은 생선이 잡아먹고, 그 작은 생선을 중간 크기의 생선이 잡아먹고, 또 중간크기의 생선을 커다란 생선이 먹음으로써 참치, 황새치 등과 같은 큰 생선에는 농축된 수은이 축적되게 됩니다. 그 결과, 참치를 좋아하는 일본인은 참치와 함께 수은도 같이 먹게 되는 것입니다. 일반적으로는 그다지 주목 받고 있지 못하지만 정부에서 임산부들에게 참치 섭취량을 제한해야 한다고 발표하는 것을 보면 참치류의 고기를 섭취하면 유해 중금속에 중독될 수 있는 것이 분명합니다.

유해물질에 의한 위험은 바다와 토양에만 존재하는 것이 아닙니다. 소각로나 금속 제련 공장, 자동차 배기가스 등에서도 다이옥신류의 유해가스가 다량 배출되고 있습니다. 이런 상황을 보면 어쩌면 공기가 가장 위험할 수도 있습니다. 공기는 우리가 호흡량을 조절할 수도 없고 대기를 원인으로부터 깨끗이 정화한다는 것이 불가능에 가깝기 때문입니다. 게다가 다이옥신류는 유해금속과 마찬가지로 체내에 축적되기 쉬운 성질을 갖고 있습니다.

다이옥신 1g의 1조분의 1로도 인체에 해로운 영향을 미친다

잔류농약, 식품첨가물, 환경 호르몬 등 온갖 해로운 화학물질 중에서 「사상 최악의 독극물」이라고 불리는 것이 바로 이 다이옥신입니다. 예전에 베트남 전쟁 때 고엽제를 살포했었는데, 고엽제 속에는 상당량의 다이옥신이 포함돼 있었습니다. 이후 베트남에서는 하반신이 붙은 채 태어난 박쥐들과 개들이 있었는데 바로 그 이유가 다이옥신 독극물로 인해 생겨난 기형이라는 사실을, 여러분은 알고 계신가요?

일본에서도 7~8년 전, 도코로자와에서 '다이옥신 농도가 높은 채소로 인한 소동'이 발생했던 것을 생생히 기억하실 겁니다.

다이옥신은 인간 유전자 정보에도 나쁜 영향을 미치며, 발암을 촉진시키거나, 기형아를 만들거나, 정자의 수 감소와 유산, 자궁내막증 등을 유발시키는 원흉이라고 합니다. 더 무서운 것은 '잃어버린 미래OUR STOLEN FUTURE, 테오콜번 저'에서도 지적된 바와 같이 다이옥신 독성은 청산칼륨의 1만 배, 시린의 10배라고 하며 1g의 1조 분의 1정도의 지극히 적은 양으로도 인체에 해로운 영향을 끼칩니다.

사실 수년 전, 테이쿄대학 의학부가 발표한 건강한 20대 남성 34명에 대해 정액을 검사한 보고서는 일본에 큰 충격을 주었습니다. 그 검사의 핵심은 '34명 중, 정자가 정상 수준인 남성은 단 한 명뿐'이라는 것입니다.

더 충격적인 것은 약 10년 전, 일본 불임학회에서 발표한 20세 전후의 남성 60명의 정자를 조사한 보고서입니다. 당시 '60명 중 57명에게 10% 이상의 정자 기형 증상이 나타났으며, 그들에게 불임 치료가 필요하다'라고 보고됐던 것입니다. 정자 기형률이 10% 이상이면 불임 치료가 필요한데 일본 젊은이들은 이제 생식할 능력이 상실됐다는 것을 의미하기 때문입니다.

정자 기형률이 높은 남성 중 88%는 평소에 '햄버거를 자주 먹는' 경향이 있었습니다. 햄버거 재료가 되는 소에게 성장 호르몬제가 투여됩니다. 따라서 환경 호르몬에 오염된 소고기를 먹은 사람도 또한 환경 호르몬의 중독으로 인해 내분비계가 교란돼, 남성으로서의 생식 능력이 손상된다는 것이 실증된 예라고 할 수 있습니다.

일본 여성 모유의 다이옥신 오염도는 세계 1위이다

이와 같은 호르몬 이상 현상은 남성에게만 국한된 것이 아닙니다. 「동경대학 의학부」 츠츠미 오사무 교수가 발표한 「인간을 포함한 포유류의 생식기능에 대한 내분비 교란물질로 인한 영향」에 따르면 여성의 체내에도 상당량의 다이옥신이 축적돼 있다는 것이 판명됐습니다. 임신 중기 여성과 임신 말기 여성의 혈액이나 제대혈, 양수를 채취해 환경 호르몬인 「비스페놀A」 와 「다이옥신」 검출을 실시했습니다.

그 결과, 일본 여성 신체의 모든 곳에서 내분비 교란 물질이 검출됐으며, 임신 중기의 양수에서도 8.3.9g/ml정도의 고농도 내분비 교란 물질이 검출됐습니다.

우리는 이 결과를 통해 환경 호르몬이 모체를 통해 태아에게로 이동되고 있다는 것을 확인할 수 있었습니다. 이와 같이 환경 호르몬은 성인들보다도 태아에게 더욱더 노출되기 쉽다는 것을 알 수 있습니다. 이는 이제 환경 호르몬이 인류의 존속을 크게 위협하고 있다는 증거 아닐까요?

다이옥신 오염도의 경우 안타깝게도 일본이 세계 1위라는 사실이 보고됐습니다. 다이옥신은 쓰레기 소각이나 산업폐기물 소각 시설에서 대량으로 발생합니다. 이것이 대기를 오염시키고 토양에 침투합니다. 그리고 빗물을 타고 흘러 강이나 바다로 들어가거나, 음료수에 섞이거나 어패류에 축적됩니다. 이와 같이 오염된 식품을, 결국에는 사람이 먹게 됩니다.

다이옥신은 지방에 축적되기 쉬운 성질이 있기 때문에 어류의 지방 60% 중에, 그리고 우유제품과 육류의 지방에도 다량 포함돼 있습니다.

또한 이 「다이옥신이 모유에 포함되는 농도」 역시 앞의 그래프에서 보는 바와 같이 일본 여성이 세계 1위를 차지했습니다. 오사카 여성

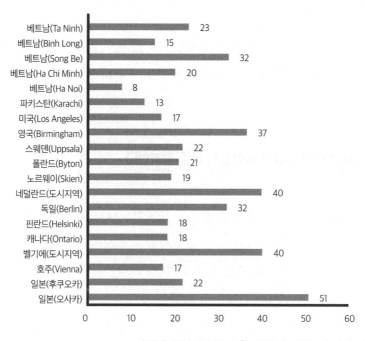

출처: 후지와라 토시가즈 저 『다이옥신 제로사회로』 릴출판신문

각국별 다이옥신이 모유에 포함된 농도

의 모유에 포함된 다이옥신의 농도는 51이며, 벨기에와 네덜란드는 40, 영국은 37, 이들 국가들이 다이옥신 오염도가 높은 이유는 공업 선진국이기 때문일 것입니다. 베트남의 다이옥신 오염도는 32로 높은데 그 이유는 베트남 전쟁 때 살포된 고엽제 때문이라고 합니다. 태아기와 유아기 때 다이옥신으로 인한 영향을 가장 많이 받는다고 합니다. 8년 전에 개정된 다이옥신 1일 섭취량은 4pg/kg입니다. 그러나 모유를 먹고 자란 아기는 다이옥신 1일 섭취량이 50~100pg/kg이라고 하며, 이는 다이옥신 1일 한계 섭취량을 무려 25배나 초과

하는 숫자입니다.

이렇게 오염된 모유를 먹고 자란 아이들이 앞으로 성장하게 되면 어떤 신체 장애가 발생하게 될지, 심히 걱정됩니다.

화학 공해 물질이 아이들의 뇌를 파괴한다

화학 물질에 의한 중독은 호르몬 분비 및 자율신경을 엉망으로 만들어버립니다. 1995년, 이 문제에 경종을 울리려고 세계적인 학자들이 한자리에 모여 발표한 그 유명한 「시실리 선언」은 '태아기 때 환경 호르몬에 의해 갑상선이 영향을 받으면 ①뇌성마비 ②정신지체 ③학습장애 ④주의력 산만 ⑤과운동증 등 영구적인 신경장애를 유발하게 된다'고 전 세계를 향해 경고했습니다. 특히 20년 전부터 증가하기 시작한, 차분하지 못하고 주의력이 산만하며, 집중력이 결여된 과운동아過運動兒에 대해 연구 · 분석하고 있는 알레르기학자 「파인골드박사」미국는 '과운동증이 있는 어린이들의 40%는 식품에 들어있는 케미칼화학첨가물에 의한 직접적인 희생자다'라고 공언했을 정도입니다.

또한 식품첨가물 중에는 화학첨가물뿐만 아니라 컵라면의 폴리에스테르 용기나 스틸캔에서 검출된 「비스페놀A」는 '잃어버린 미래'에서도 경고한 것처럼 강력한 내분비 호르몬 교란 물질환경 호르몬이라고 지적되고 있습니다.

특히 모체의 태아에게 노출되면 태아에게 심각한 결과를 초래하게 된다는 것이 밝혀졌습니다.

환경 호르몬 연구로 저명한 요코하마 시립대학의 「이구찌 교수」
는 동물 실험 결과, '비스페놀A는 태반의 방어기능을 떨어뜨리고,
태아의 뇌 관문을 통과해, 뇌 속 깊숙이 침투함으로써 태아의 뇌를
파괴한다'라고 경고했습니다.

내 건강은 내가 지키겠다는 의식이 필요

암을 유발시키는 원인으로는 가공식품과 동물성 단백질의 과잉
섭취뿐만 아니라 '화학물질이 체내에 침입하면 정상 세포의 유전자
를 손상시켜 발생한 세포의 돌연변이가 암세포를 유발시킨다'라고
많은 의사들이 의견을 내놓고 있습니다.

공업화 우선 정책과, 매출 지상주의는 대기업이 추구하는 바이지
만 적어도 나만큼은 이렇게 오염된 상품을 구입하지 않겠다는 마음
가짐과 안전성 높은 상품을 엄선해 구입하겠다라는 등 현대를 살아
가는 소비자로서 현명한 대처를 할 수 있는 지혜를 익히지 않는다면
되돌릴 수 없는 피해를 입을 수 있습니다.

지금과 같이 위험한 환경은 우리들이 마치 대기업들에게 인체실
험을 당하고 있는 것과 마찬가지 아닐까요? 그러므로 이러한 식품
첨가물이나 환경 호르몬이 함유된 제품은 '절대로 구매하지 않겠
다', '절대로 사용하지 않겠다' 라는 강한 태도와 '내 건강은 내가 지
킨다'고 하는 의식을 갖지 않는다면 나중에 정신을 차렸을 때는 이

미 되돌릴 수 없는 피해가 발생했을 수도 있습니다.

디톡스를 하면 자연치유력이 향상된다

다시 한번 강조하지만 농약이나 식품첨가물, 방부제, 합성착색료, 포름알데히드 등 화학물질들의 폐해를 나열하자면 끝이 없습니다. 눈에 보이지 않는 위험한 유해물질들이 이미 우리 주변에 북적거리고 있으며, 자신도 모르는 사이 이미 상당량의 유해물질들이 신체 내에 쌓이고 있습니다.

유해물질들이 간접적 원인이 되어 암을 비롯한 갖가지 만성질환들이 일어나고 있는 것이라고는 단정지을 수 없습니다. 만성질환이란 본인의 생활 습관이 종합적인 원인이 돼 발생하는 질환이기 때문입니다. 그러나 유해물질의 중독 또한 발병의 중요한 원인 중 하나라는 사실을 부정할 수는 없습니다.

서양 의학은 환자의 증상을 치료하는 데 집중하지만 동양 의학은 증상의 원인을 제거하는 데 집중합니다. 그러므로 암이나 만성질환의 원인이 되는, 체내에 축적된 유해 중금속이나 다이옥신, 식품첨가물 등을 체외로 배출시키는 작업을 먼저 해야 합니다. 이것이 곧 '디톡스 치료법'입니다. 땀과 소변을 통해 유해물질 배출을 촉진시키고 체내를 깨끗하게 정화함으로써 생리 기능을 활성화해 병을 극복하자는 것. 이것이 바로, 자연 치유 요법입니다. 인간이 갖고 있는 자연 치유력은 암이나 바이러스 침입을 허용하지 않습니다. 우선 디톡스 요법을 시행해 병을 일으키는 원인을 제거하고, 몸의 면역력을 향상시키는 좋은 식생활로 전환하고, 온열 치료법을 지속적으로 실시하면 언젠가 우리 몸은 원래대로 건강한 상태로 돌아가게 됩니다.

저희는 병을 고치는 것이 아닙니다. 저희는 여러분의 몸이 원래의 건강한 상태로 돌아갈 수 있도록 돕고 있는 것에 불과합니다. 여러분이 이미 갖고 있는 자연 치유력이 여러분을 난치병으로부터 구해 줄 것입니다.

제
05
장

서플리먼트 치료법으로 면역력을 향상시킨다

암 공략은 면역력 증강, 아포토시스 유도, 신생 혈관 형성 방해작용으로!

　서플리먼트도 단지 면역력만을 향상시키기 위해 섭취하면 되는 것이 아닙니다.
　3가지 작전의 메커니즘을 통해 암을 공략하는 것이 중요합니다.

　첫째, 암세포 증식을 저지하기 위해 면역력을 향상시킨다.
　둘째, 암세포의 영양보급로를 단절시켜 암세포가 신생 혈관을 형성하는 것을 방해한다.
　셋째, 암세포를 아포토시스[세포 자살]로 유도한다.

　이 3가지의 공략 방법은 일본에서 처음으로 유전자 진단 도구와 활성 림프구 치료법 등을 도입해 환자 개개인에 맞는 맞춤형 치료법

을 실행하고 있는 큐단클리닉의 아베 이사장님이 실시하고 있는 치
료법에서 힌트를 얻어 고안한 것입니다.

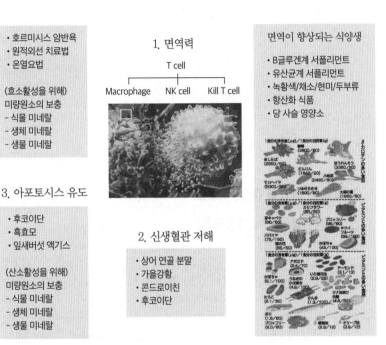

다각적 면역강화 치료법이 성공

암 공략의 기본 전략

우선 첫 번째, 면역력을 향상시키기 위해 흑효모나 아가리쿠스버
섯, 차가버섯 등 버섯계 글루칸이 함유돼 있는 서플리먼트를 투여하
는 방법이 있습니다. 장내 세균총을 개선시키는 올리고당이나 유산
균 등을 섭취하는 것도 매우 좋습니다. 또한 항산화 작용이 강력한
비타민, 미네랄이 풍부한 녹색 채소를 짜서 나온 국물 혹은 녹황색
채소, 현미 등을 섭취하는 식사 치료법으로 전환합니다. 면역력을

높여주는 영양 치료법을 철저히 실행합니다.

두 번째, 암세포가 신생 혈관을 만드는 것을 차단시켜야 합니다. 암세포는 항상 새로운 혈관을 만들어 영양분을 보급받기 때문에 암세포가 신생 혈관을 만들지 못하게 하는 서플리먼트를 투여합니다. 해조에서 추출한 후쿠이단이나 상어 연골, 콘드로이친, 강황=울금 등이 있습니다. 물론, 암에 영양을 공급하게 되는 지방이나 설탕은 되도록 섭취를 자제해야 합니다. 이것은 암을 치료하는 데 있어 매우 중요한 부분입니다.

세 번째, 세포의 자살을 유발시키는 아포토시스로 유도해야 합니다. 암세포는 일반 세포와는 다르게 아포토시스를 하지 않고 점점 세포를 증식시키는 특징을 갖고 있습니다. 그러나 흑효모나 후코이단, 잎새버섯 등을 투여하면 암세포가 스스로 소멸하도록 유도할 수 있습니다.

이 3가지를 기본 전략으로 하여 환자의 증상을 살피면서 어떤 서플리먼트를 투여할 것인지 생각합니다. 물론 저희 클리닉에서는 완전 자유 진료를 하기 때문에 예산 측면에서도 전략을 생각해볼 필요가 있습니다.

물론, 이 중에서 가장 중요한 것은 식사입니다. 올바른 식사로 장관腸管 환경을 개선하면 체내의 면역세포들은 더욱더 활성화됩니다. 인터페론의 발견자인 코시마 박사는 이렇게 말했습니다. '섭취한 음식물이 장관의 파이어스 패치를 자극하면 대식세포가 활성화되기 시작하며 인터페론을 생산해 바이러스나 암세포의 증식을 억제할 수 있습니다. 신기하게도 한방高分子 다당체에는 양방향 작용이라고 하여 높은 수치는 낮추고 낮은 수치는 높이면서 균형을 정상화시키는 기능을 갖고 있습니다' 세계 최초로 인터페론을 생산하는 남과자南瓜子, 호박씨나 강황, 율무 등을 사용해 한방고분자다당체을 개발했습니다.

따라서 식욕이 있고 위장을 사용할 수 있다면 아무리 진행이 빠르고 전이가 시작된 암이라 하더라도 치료 가능성은 높습니다.

장내를 비피더스균이 우위가 되도록 환경을 바꾼다

다음으로 생각해야 하는 것은 앞 장에서도 서술한 바와 같이 장내 세균총을 선옥균이 우위를 차지할 수 있는 환경으로 바꾸는 것입니다.

오늘날 일본인의 장은 잘못된 서구식 식사의 유행과 인스턴트 식품, 가공식품 등으로 인해 장내에 악옥균이 우위를 점한 환경이 돼 버렸습니다. 식물섬유를 거의 섭취하지 않게 된 결과, 장내는 악옥균의 대표격인 가스괴저균 등이 크게 증식해 발암물질인 니트로소아민 등을 생성하여 대장암의 발병이 초래됐습니다.

따라서 비피더스균의 먹이가 되는 양파나 플랙트 올리고당 등을 섭취해 선옥균이 우위가 되는 환경으로 만드는 것이 건강을 지키는 기본입니다.

비피더스균의 작용에 대해서는 동경대학 히카리오카 교수가 「노화와 대장암을 방지하는 장내 스크리닝의 놀라움」에서 다음과 같이 비피더스균의 역할에 대해 설명했습니다.

① 비피더스균은 우리의 몸을 병원균 감염으로부터 보호한다.

- 비피더스균이 당질을 분해해 유산이나 초산을 만들면 장은 약산성으로 변화돼 해로운 병원균의 증식을 억제한다.

② 비타민류를 만든다.

- 비피더스균은 비타민B1, B2, B12, K1, K2**숫자를 첨자로 요망** 니코틴산, 엽산 등을 만든다.

③ 장의 운동을 촉진하고 변비를 방지한다.

- 비피더스균이 당질을 분해해 만들어진 유산이나 초산이 장을 자극하면 면역력을 향상시키는 물질이 배출된다.

④ 설사 및 장염 발병을 방지한다.

- 비피더스균은 병원성균 세력을 약화시킨다.

⑤ 신체 면역력을 향상시키다.

- 비피더스균에는 신체 면역기능을 자극해 면역력을 향상시키는 물질이 포함돼 있다.

⑥ 발암물질을 분해한다

- 비피더스균은 위암의 원흉이라는 「니토로소아민」의 발암성 물질을 분해하는 작용을 한다.

⑦ 장내 칼슘과 철분이 흡수를 향상시킨다.

- 비피더스균은 유기산이 흡수를 돕는다.

또한 최근, 비피더스균이 유산, 초산과 더불어 낙산도 만든다는 것이 확인됐는데 장내에 낙산량이 증가하면 암세포가 줄어든다는 것이 규명됐습니다.

결국, 장내 세균총이 선옥균 우위의 환경이 된다는 것은 장 속이 신선한 산소와 영양소가 혈액을 따라 세포로 운반된다는 것을 의미합니다. 따라서 암 환자나 변비 기질이 있는 분뿐 아니라 건강하신 분들도 플랙트 올리고당을 많이 섭취해 장내 환경을 개선시키면 대장암을 예방할 수 있으므로 적극 권장합니다.

리놀산의 과잉 섭취가 대사증후군을 확산시키는 '범인'이다

서플리먼트 섭취를 생각하기 전에 올바른 지방산을 섭취하는 것이 중요합니다. 최근, 사회문제가 되고 있는 대사증후군의 원인 중 하나로 동물성 지방과 옥수수유, 참기름, 식용유 등에 포함돼 있는 '리놀산'의 과잉 섭취를 들 수 있습니다.

리놀산이란 오메가6계의 필수지방산을 말하며 체내에서 아라키돈산에 합성돼 알레르기나 염증을 촉진하고 혈액을 응고시키는 작용을 합니다.

이에 대해 등 푸른 생선에 많이 포함돼 있는 DHA나 EPA, 해조류, 들깨 기름, 아마씨유 등은 오메가3계 필수방산으로 「리놀렌산」이 많이 함유돼 있으며 리놀렌산은 알레르기를 억제하고 염증을 방지하는 작용을 합니다.

따라서 고등어나 정어리 등 등푸른 생선을 많이 섭취하고 기름은 아마씨유로 바꿀 필요가 있습니다. 이 오메가3계의 리놀렌산을 섭취하면 체내에서 EPA와 DHA의 증가로 인해, 콜레스테롤 수치를 개선해 뇌의 활동성이 높아집니다.

이러한 지방류의 문제에 정통하며 앞에서도 소개해 드렸던 「야마다 소장」의 보고에 따르면 '전후, 경제에 여유가 생겨, 동물성 지방 섭취가 증가하면서 비만 또는 고지혈증이 증가했다고 합니다. 식물성 지방에 포함돼 있는 리놀산이 동물성 지방인 콜레스테롤을 간에서 배출시킨다는 오해로 인해 정부의 권장 아래 많은 사람들이 건강을 위해서 리놀산을 섭취하게 됩니다.

그러나 그 후의 연구에서 리놀산은 장기적으로 혈중 콜레스테롤을 낮추지 못할뿐더러 리놀산을 과잉 섭취하면 동맥경화가 발생되는 상관관계가 있다는 것이 밝혀졌습니다. 이뿐 아니라 대장암 및 유선암, 알레르기성 질환, 크론병 등 염증성 질환의 위험을 증가시킬 가능성이 있다는 것도 증명됐습니다. 이는 야마다 소장뿐 아니라 일본 지질 영양학회에서도 리놀산의 섭취량이 1955년을 기준으로 상승, 1980년대에 급증한 것을 바탕으로 2002년, '리놀산 섭취량의 감축 및 유지 식품의 표시 개선을 추진하기 위한 제안'을 발표했습니다. 리놀산의 1일 적정 섭취량은 7g 정도가 맞지만 오늘날 평균 섭취량은 약 13g으로 2배 이상으로 증가해 구미 선진국보다도 일본인들이 리놀산을 훨씬 더 많이 섭취하고 있습니다.

오메가3와 오메가6에는 길항 작용이 있으며 이 균형이 무너지면 면역체계나 신경, 혈관 등 다양한 생리작용에 트러블이 발생하게 됩니다. 후생노동성에서는 오메가3와 오메가6 등의 섭취 비율을 1대 4로 정하고 있지만 1대 2, 가능하면 1대 1이 바람직하다고 합니다.

즉, EPA 및 DHA가 풍부한 정어리나 꽁치, 전어 등의 등 푸른 생선과 아마씨유 등 리놀렌산이 풍부한 지방산을 적극적으로 섭취하면 세포막의 기름 구성 균형을 개선해 영양분이 세포 안의 미토콘드리아로 원활하게 운반돼 에너지로 변환되면, 대사장애가 개선되고 학습 능력 및 신경 장애, 아토피 등의 알레르기성 질환도 개선됩니다.

고분자 다당체는 세포의 당사슬을 정상화시킨다

저희 클리닉에서는 버섯계 서플리먼트를 사용해왔는데 이들 성분 중 1-3과 1-6 베타글루칸이 인체 면역력을 부활시킨다고 하기 때문입니다. 그러나 세포 표면에 부착된 '당사슬'이라고 하는 세포의 안테나와 같은 기관이 생명 유지와 깊은 관련이 있다는 것을 알게 됐습니다. 이 영양 성분은 효모균이나 버섯, 과일 및 채소 등 다당체로부터 만들어진다는 것이 판명됐습니다.

당사슬에 관한 최신 연구에는 '모든 세포의 표면에 존재하는 당사슬에 이상이 생기는 것과 암이나 아토피성 피부염, 신부전증, 류머티즘 등 많은 질병이 발생하는 것과 관련이 있다'고 합니다. 이 당사슬이 감소하거나 이상이 생기는 것이 만병을 유발시키는 원인이라는 것이 밝혀진 것입니다. 따라서 이 당사슬의 원료가 되는 당질 영양소를 보급한 결과, 에이즈, 아토피 등을 파격적으로 감소시키고, 난치병도 치료할 수 있는 가능성이 높아졌습니다.

이 당사슬을 형성하는 영양소는 흑효모 및 글루코사민, 콘드로이친, 연와, 후코이단, 알로에 등에 많이 함유돼 있습니다. 저희는 이 중에서 호쿠리대학 의료 위생학부 와 동경약과대학 등에서 우수한 학술연구를 바탕으로 하는 흑효모와 아가리쿠스 버섯, 메시마코프, 잎새 버섯을 섞어서 발효시킨 추출물로 음료수 등을 만드는 데 사용하고 있습니다.

흑효모는 설탕 제조공정에서 나오는 흑효모균을 배양해 만든 대사산물입니다. 이온화했으며 글루칸 1글루칸, 3-1글루칸, 6 및 올리고당, 다당체, 이노시톨, 페루라산 등을 포함한 10만에서 50만 단위로 연결된 고분자 다당체입니다. 잎새 버섯은 면역력을 높여주고 콩팥 기능을 높여 시신경 및 자율신경계에도 도움이 된다고 하는 신기한 버섯인데 버섯 안에 있는 배양균에 이와 같은 효능이 숨어 있습니다. 사람에 따라 받아들이는 감수성이 다르기 때문에 한 가지 다당체뿐만 아니라 복합적인 다당체 영양분을 섭취하는 것이 비결입니다.

당사슬은 모든 세포에 숨어 살면서 생명 유지 활동을 도와준다

그럼, 전 세계가 주목하고 있는 당사슬에는 어떠한 기능이 있을까요?

세포 표면에 기생하고 있는 당사슬은 안테나와 같은 기능을 하며 체내에 침입한 바이러스나 독소, 암세포, 세균 등의 침입자들을 파악해 체내를 순회, 순찰하고 있는 백혈구에 알려 신체의 안전을 유지시키는 면역계를 도와주며, 신체의 항상성에 필요한 호르몬 분비계를 위해 활동하고 있습니다. 또한 체내에 흡수된 영양소가 어떤 기능을 하고 어디로 운반되면 좋을지를 식별하며, 세포 간의 커뮤니케이션을 하는 등 생명 유지에 꼭 필요한 열쇠를 쥐고 있는 중요한 임무를 담당하고 있다는 것이 판명됐습니다.

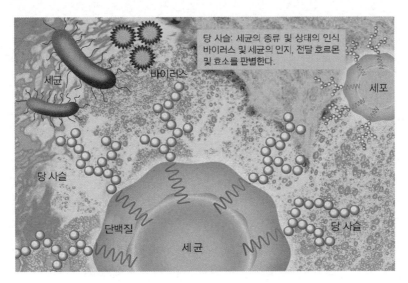

당사슬을 정상화시킴으로써 난치병을 개선할 수 있다

당사슬 연구로 유명한 「노인 종합 연구소」에서는 '우리 몸은 60조 개의 세포로 구성돼 있지만 모든 세포는 세포막을 구성하는 단백질과 지질로 된 당사슬로 둘러싸여 있습니다. 이 당사슬은 3개의 만노스와 2개의 N-아세틸 글루코사민으로 구성돼 있는 기본 구조를 갖고 있으며 그 주위에 가지처럼 나뉘어진 부분은 N-갈락토스, 후코스, 시알산 등의 여러 개의 당이 연결돼 당사슬이 만들어집니다. 그런데 이와 같은 당사슬로 결합이 되지 않는 케이스가 발견됩니다.

세포 외벽에 당사슬이 만들어지지 못하면 우리의 신경계 및 운동신경계는 장애가 발생하며 만성관절염과 류머티즘 등 자가면역질환을 일으키는 당쇄형 성부전증[CDG]이 발생된다는 것을 알게 됐습니다.

이와 같이 당사슬의 기능을 명확히 파악함으로써 암과 같은 난치병의 원인 규명이 가능하게 됐습니다.

NIH[미국 국립 위생 연구소]가 100명의 천식 환자에게 임상 실험을 한 결과 높은 비율로 개선됐다

또한 세계적으로 권위가 있는 미국 국립위생연구소[NIH]에서는 100명의 천식 환자에게 '인체에 필요한 8종류의 단당[單糖]'을 섭취하도록 한 결과, 높은 비율로 개선됐다'고 발표해 충격을 주었다는 뉴스도 있습니다. 이 8종류의 단당이란 앞에서 서술한 것처럼 글루코오스[포도당], 갈락토오스, 만노스, 후코스, 키시로스, N-아세틸글루코사민, N-아세틸갈라토사민, N-아세틸노이라민산을 말합니다.

최근에는 8종류의 당사슬 영양소 중 글루코오스와 갈락토오스는 탄수화물과 우유 등의 유제품을 섭취하면 체내에서 쉽게 합성할 수 있지만 나머지 6종류 단당은 압도적으로 부족하게 되며, 그 결과 당사슬에 이상이 발생해 여러 가지 병이 발생하는 것일지도 모른다고 합니다.

이 당사슬 합성을 저해하는 요인으로는 지금까지 설명한 것처럼 가공식품에 함유된 식품첨가물과 농약이 섞인 농작물, 영양소가 고

갈된 채소와 과일 등이 있습니다. 여기에 정신적 스트레스까지 더해
지면 위 혹은 장에서는 당사슬 파괴가 발생하게 돼 신경전달이 제
대로 기능하지 못하게 됩니다. 그 결과 우리의 몸에는 면역부전증이
일어나게 됩니다.

고분자 다당체를 함유하고 있는 당질 영양소를 인체에 보급하면
암 치료에 효과가 있을 뿐만 아니라 아토피나 천식 등의 치료에도
효과가 있습니다. 그러므로 나는 어떻게 당사슬을 정상화할 것인가,
하는 것이 본인이 복용하고자 하는 서플리먼트를 선정하는 중요한
판단기준이 됩니다.

생체 미네랄 섭취로 효소를 활성화시킨다.

또 한 가지, 서플리먼트를 섭취하고자 할 때 꼭 필요한 전략이 있
습니다.

그것은 필수 미네랄이 포함돼 있으며 철, 아연, 셀레늄, 클롬, 코발
트, 망간, 몰리브덴과 바다듐, 불소, 규소, 니켈 등 수많은 미량微量 미
네랄 및 초超미량 미네랄이 풍부하게 함유돼 있는 '생체 미네랄 워
터'를 마시는 것입니다. 이 미량 미네랄을 함유한 워터는 8,000만 년
의 세월에 걸쳐 퇴적된 아부쿠마산阿武 山의 화강암을 산으로 녹여 만
든 이온 미네랄 용액을 말합니다. 이 생채 미네랄 워터는 생체 친화
성이 매우 높고 인체에 부족한 미네랄 섭취를 가능하게 합니다.

현대 농산물에는 토양으로부터의 영양소가 고갈, 채소나 과일 등

에 미네랄이 현저하게 감소하게 돼, 체내 효소가 활성화되지 못해 생리작용이 원활하게 작동하지 못하는데, 이 역시 현대병을 증가시키는 주요 요인 중 하나입니다.

미량의 미네랄을 풍부하게 함유하는 생체 미네랄 워터는 인체 내 미네랄을 보충하고 효소를 활성화해 미토콘드리아 기능을 활성화시킬 수 있습니다. 이와 같은 작용으로 인해 이 물을 마시게 되면 몸이 바로 뜨거워지는 현상이 생깁니다.

이뿐 아니라 미량의 생체 미네랄이 보충되면 우리 몸의 열전도율도 높아지면서 면역력도 향상됩니다. 생체 미네랄 워터만을 마시고 2cm 이하의 초기 암이 2, 3개월 안에 소실된 케이스도 적지 않으며 혈당치 및 혈압, 아토피 등도 개선되는 신기한 물입니다.

앞의 바이오매트 보석암반욕 장에서도 설명했지만 미토콘드리아를 활성화시키면 암세포를 자살시키는 아포토시스로 유도하는 효소치토크롬C가 생산됩니다.

또 한 가지 설은 이 원소가 잠자고 있는 유전자를 활성화시켜, 지금까지 기능하지 않던 단백질이 활동하기 시작해 암세포를 공격한다는 것입니다.

7,000만 년에 걸쳐서 생기 가르스트 대지에서 산출되는 화강암이 원료이기 때문에 지상에 존재하는 원소가 상당량 함유돼 있으며 그 원소에는 아직 알려지지 않은 기능이 있을 수 있습니다.

인체에 미네랄이 보충되면 효소가 활성화되고, 활성화된 효소는 세포 속의 미토콘드리아를 활성화시키기 때문에 에너지가 생성돼 신체가 약해진 사람들에게 원기를 불러일으킵니다.

혈액뇌관문도 쉽게 통과해 미토콘드리아를
즉시 활성화시킨다

마이너스 수소 이온을 발생시키는 산호 칼슘을 이용한 수소 캡슐은 미토콘드리아를 활성화시키는 데 효과적입니다. 산호칼슘은 일본 국립대학 교수가 개발한 것으로서 산호칼슘에 수소를 넣어 높은 환원력을 갖도록 한 것입니다.

산화란 물질이 산소와 결합하는 것을 가리키며, 환원이란 물질이 산소와 분리되는 것을 가리킵니다. 다시 말해 철이 녹이 슨 상태가 산화이고, 이 녹슨 것이 제거된 상태를 환원이라고 생각하면 이해가 빠를 것입니다. 지금까지 환원수^{還元水}와 수소수^{水素水}는 있었지만, 컵이나 페트병에서는 수소가 쉽게 사라지기 때문에 장기간에 걸친 보존이 어려웠습니다.

그러나 산호칼슘은 5일 이상 수소가 발생하고 800mv^{밀리볼트} 이상 환원시키는 힘이 있다는 것을 시험관 내에서 확인했습니다. 수소는 우주에 널리 가득 차고 0.7나노미터$^{10억분의 1미터}$라고 하는 매우 작은 극소 물질이며 세포 속 어디에나 침입할 수 있는 특징을 갖고 있습니다.

수소에 대한 연구가 활발한 일본 의과 대학의 후토다 교수는 뇌경색을 일으킨 쥐에게 2%의 수소가스를 흡입시켰고 그 결과, 뇌 장애가 반으로 줄어들었습니다. 이로 인해 수소가 뇌경색을 치료하는 약이 될 가능성이 있다는 것이 시사됐습니다. 이 연구는 작년도 과학 잡지 '네이처'에 게재됐습니다.

수소는 세포 내 어디에나 침투하며 암을 비롯한 당뇨병, 심근경색, 뇌경색, 알레르기, 백내장 등 생활습관병에 80% 이상 관여한다는 활성산소와 결합해 물과 산소로 분해시킨다고 하니, 생활 습관병 예방 치료를 기대할 수 있을 것입니다.

이 요법은 즉시 효과가 나타나는 것이 특징이며, 30분 후에 혈중 활성산소량를 저하시키며 혈액을 정상화시킨다는 것이 건강잡지에도 소개됐습니다. 세포 내 미토콘드리아를 활성화시키기 때문에 에너지 생산성이 좋아지며 힘이 없을 때 수소를 섭취하면 단기간에 힘이 솟습니다. 뇌에는 혈뇌관문이 있지만 수소는 이곳을 쉽게 통과해 자율신경이나 뇌 속의 호르몬 분비에 좋은 영향을 주는 것을 기대할 수 있습니다.

후코이단이 암세포를 자살^{아포토시스}하도록 유도한다

서플리먼트 중에서 암 치료에 매우 유망하다고 기대되는 소재 중 하나로 '후코이단'이 있습니다. 1996년에 개최된 '제55회 일본암학회'에서 '후코이단의 항암 작용 연구보고'가 발표돼, 정상세포에 영향을 주지 않고 암세포^{이상세포}만을 죽이는 기능 '암세포 아포토시스^{Apoptosis} 유도작용'이 큰 화제가 됐습니다.

후코이단의 작용이 어떤 암에 대해서도 동일하게 작용한다면 암은 두려워할 필요가 없는 존재가 될 가능성이 있습니다. 암이 완치가 힘든 병이라고 하는 이유는 증식이 멈추지 않기 때문이며 암세포가 스스로 자살하는 세포자살 기능을 잃었기 때문입니다. 정상세포는 특정 시기가 되면 자연적으로 자살하도록 돼 있습니다. 또한 세포 안에 이상이 발생했을 때도 마찬가지로 자살하게 돼 있습니다. 이것을 세포자살 아포토시스라고 합니다. 그러나 암세포는 상처를 입게 되더라도, 밖에서 자살하라고 명령이 내려지더라도 자살하기는커녕, 그 증식을 멈추지 않습니다. 또한 정상세포는 세포분열의 횟수가 일정 이상을 넘으면 세포를 자살시키는 아포토시스가 작동하도록 돼 있습니다. 그러나 암세포는 분열 횟수를 세는 카운터가 항상 0을 유지하기 때문에 세포수명에 한계가 없습니다.

암세포는 명령을 받아도 제대로 말을 듣지 않습니다. 이 때문에 가장 곤란한 것이 바로 '증식이 멈추지 않게 되는 것'입니다.

암세포가 증식하지 않으면 어느 정도 커져도 수술로 제거해버리면 되므로 그다지 무서운 병이 아닙니다. 그러므로 암세포를 아포토시스로 유도할 수 있다면 이미 암이 발병했을 때 치료에도 활용할 수 있습니다.

암이 증식하지 않는다면 일반적인 치료법뿐만 아니라 면역 치료법을 실시함으로써 암세포에 대한 공격이 효과가 나타나게 됩니다. 암세포가 증식하지 않을 때 인체 면역체가 암을 공격하면 암세포의 수는 줄어들고 결국 암세포의 증식이 멈추게 되면 확실히 암세포의 세력은 약화돼 끝내 소멸하게 될 것입니다.

인체에는 하루 약 3,000~6,000개의 새로운 암세포가 만들어집니다. 그러나 우리의 몸은 항상 면역기능이 작동하고 있기 때문에 이 정도 암세포가 만들어진다 하더라도 바로 암에 걸리지는 않습니다.

단, 세력 싸움에서 지게 되면 암세포가 종양으로 변형돼 마침내 발병으로까지 이어지게 됩니다. 그러나 후코이단으로 암세포의 자살 기능 아포토시스를 유도하게 된다면, 우리는 면역 기능만으로 암에 대처할 수 있을 뿐만 아니라, 암이 스스로 소멸하게 되므로 암은 강한 세력으로 성장하지 못해 항상 정상세포가 암세포보다 우위인 상태를 유지할 수 있습니다.

고기능 제제가 암세포를 약화시킨다

고농도 비타민C가 암세포에 독성을 투입해 죽도록 합니다

서플리먼트에서 한발 앞선 영양 치료법도 암을 치료할 수 있는 임상 증거와 함께 등장하고 있습니다. 그중 하나로 저희는 '고농도비타민C 치료법'을 도입하고 있습니다. 2005년에 미국 국립위생연구소NIH의 과학자가 '고농도 아스코르빈산비타민C은 암세포에 대해 선택적으로 독성을 투입해 죽이는 기능을 한다'라고 발표했습니다. 비타민C의 강한 항산화 작용으로 인해 과산화수소가 대량 발생합니다. 정상세포는 과산화수소를 중화시킬 수 있지만 암세포는 과산화수소를 중화시키지 못하고 죽기 때문에 고농도 비타민C는 암세포만 선택해 과산화수소의 독성으로 죽일 수 있다는 것입니다.

즉, 고농도 비타민C는 강도의 차이는 있지만 암세포에 대해 항암제와 동일한 작용을 하게 됩니다. 정상세포에는 아무런 영향이 없습니다. 고농도 비타민C는 항암제와 같은 부작용이 없기 때문에 폭넓게 환자들에게 사용할 수 있습니다. 사실, 미국에서는 고농도 비타민C 수액을 항암제와 같이 사용하고 있는 경우가 있다고 합니다.

저희는 이 비타민C 주사약을 환자의 상태에 맞춰서 1일 50~70g을 투여합니다.

백금 파라듐 제제로 산화된 몸의 환원을 촉구하여 장기 및 기관을 활성화시킵니다

이 활성산소는 생활 습관병과 90% 이상 관련이 있다고 합니다. 현대의학은 활성산소와 어떻게 싸울 것인가가 큰 과제입니다. 저희는 이에 대한 대책으로서 「노구찌 히데오」 박사가 고안한 백금 파라듐 콜로이드 제제 '파프랄'을 사용합니다.

콜로이드란 고체가 물에 녹아 초미입자가 된 상태를 가리키며, 체내 흡수율이 높고 혈중에서 수소를 발생시켜 강력한 환원 작용을 합니다. 콜로이드는 병원균을 살균하고 백혈구를 증가시키며, 면역력을 향상시키는 작용이 있다는 것이 판명됐습니다. 초미립 입자이기 때문에 세포에 빠르게 침투합니다. 백금 파라듐에서 발생하는 수소는 세포 내에 있는 미토콘드리아에 침투해 대사를 촉진, 생체 산화환원작용을 활발하게 하도록 도와줍니다. 또 병원균의 발육을 저지하고 독소를 해독해 밖으로 배설하게 해주는 작용이 있습니다. 항생물질이나 신약新藥에는 부작용이 반드시 따르지만 파프랄은 장기간 복용해도 부작용이 적고 비타민C의 약 100 이상 하는 활성산소를 제거할 수 있어 그 치료 효과가 높다는 것이 확인됐기 때문에 이 파프랄의 사용도 필요합니다.

유기 게르마늄 제제가 인터페론을 생산합니다

암의 진행에 따라 대식세포 및 NK세포 등의 면역세포 기능이 약해지게 되는데 이럴 경우 대처방법으로 투여하는 것이 유기 게르마늄 제제입니다. 유기 게르마늄은 세포 안에서 효소를 증가시키고 면역세포를 활성화하며, 인터페론을 대량으로 증가시키는 움직임이 학술연구에서 확인됐습니다. 이 때문에 이 인터페론은 약화되고 있는 대식세포와 NK세포를 건강하게 만들어 암세포를 공격하도록 합니다. 이 유기 게르마늄은 반도체의 기능도 있기 때문에 플러스 전기를 띤 암세포에 마이너스 전기를 씌워 암세포를 약화시켜 활성화하지 못하게 만들고, 바이러스에 대한 살균효과도 기대할 수 있습니다.

이 밖에 혈행을 촉진시켜 간 기능을 향상시키는 플라센타 제제^{인간의 태반에서 채취한}, 마늘 제제^{멀티비타민} 등도 환자들의 상태에 맞춰 투여합니다.

6:00 기상.
옥상에서 아침 태양을 쬐면서 심호흡을 한다(호흡법). 환원이온 치료법
(20분)을 실시한 후, 옥외에서 산책을 한 뒤, 다시 환원 이온치료법을 실
시한다.

9:00 아침식사
당근, 사과, 양배추, 알로에 등을 섞은 채소 및 생과일주스, 미소 시루(믹
서는 효소가 파괴되기 때문에 사용하지 않고 저온압착법으로 짠다)

10:00 (조금 휴식을 취한 뒤)
→ 환원이온 치료법(20분)
→ 가시종합광선 치료법(1인 6대 사용, 15~40분 이내)
→ 바이오매트 보석암반욕(1회 60분)

※ 사용 전과 사용 후에 500cc의 초미량 생체 미네랄 워터를 마신다.
→ 호르미시스 암반욕(5분간 x 2회)
→ 환원이온 치료법(30분 전후)

2:00 점심식사
우동, 국수, 현미 주먹밥, 무 종류의 삶은 음식과 채소 샐러드, 쌀겨,
단무지 등
→ 환원이온 치료법(20분)
→ 비타민C, 게르마늄, 파라플, 비타민B17, 프라센타 제제 등을 투여
→ 가시종합광선 치료법(15~40분)
→ 바이오매트 보석암반욕 테라피(60분)
→ 호르미시스 암반욕
→ 환원이온 치료법(20분)

7:00 저녁식사
곡물채식, 어패류, 아마유를 사용한 전통 일본식 식사
→ 환원이온 치료법(15~40분)
→ 탄산천 치료법(30분 전후)
→ 부항 치료법(60분 전후)
→ 태국 고전식 림프 마사지
자유시간(가라오케, 영화감상, 음악감상, 담화 등)

※ 서플리먼트는 환자의 상태에 따라 후코이단, 흑효모, 수소캡슐, 효소 음료, 버
섯 콩 발효 엑기스 등을 아침, 점심, 저녁에 섭취.

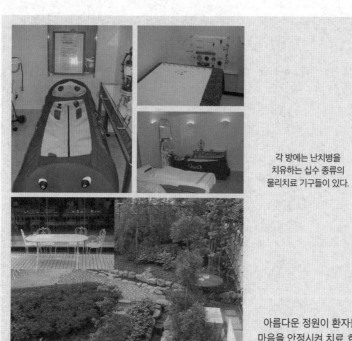

각 방에는 난치병을
치유하는 십수 종류의
물리치료 기구들이 있다.

아름다운 정원이 환자들의
마음을 안정시켜 치료 효과를
높여 주고 있다.

나까마치 가든 클리닉의 실제 온열 면역강화 치료법

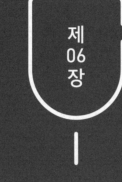

제
06
장

패스팅(단식)의
놀라운 효과

나까마치 가든 클리닉의 '건강 패스팅^{단식}'이란?

'패스팅^{Fasting}'을 번역하면 '단식'이 됩니다. 단식이라는 이미지는 수행이나 고행을 연상시키지만 저희가 실시하고 있는 패스팅은 건강을 유지시키고, 혹은 만성질환 치료의 한 방편으로 실시하는 것이기 때문에 체내 환경을 정상화시키는 데 그 목적이 있습니다.

저희가 건강한 몸을 만들기 위해 시작한 건강한 밭과 건강한 패스팅은 앞서 말씀드린 교린 예방 의학 연구소「야마다 소장」의 조언을 듣고 구안한 것입니다.

방법은, 비타민과 미네랄을 섭취하면서 주로 채소 및 야초^{野草}를 발효시켜 완성한 효소가 듬뿍 함유된 주스를 마시고, 체내 환경을 정화시키는 것이기 때문에 일반적인 단식과는 많이 다릅니다.

패스팅에는 10가지 특징이 있습니다.

① 단식을 하면 신진대사가 활발해져 여분의 피하지방이 제거되고 이상적인 체중과 체지방을 만듭니다.

② 단식을 하면 체내 지방에 쌓인 화학물질이나 금속 등의 유해물질을 지방과 함께 배출시킵니다.

③ 단식을 하면 노폐물이 쌓인 숙변을 제거해 장을 깨끗하게 만듭니다.

④ 단식을 하면 약화된 세포 및 데미지(상처)를 받은 세포를 회복시켜 병이 빨리 치유되도록 촉구합니다.

⑤ 단식을 하면 소화기계에 휴식을 줌으로써 내장 기능을 향상시킵니다.

⑥ 단식을 하면 혈액 중 여분의 콜레스테롤을 제거해 혈액이 깨끗해집니다.

⑦ 단식을 하면 유해물질이나 알코올 등을 해독하고 피로한 간의 기능을 정상적으로 되돌려줍니다.

⑧ 단식을 하면 혀를 둘러싸고 있는 노폐물이 사라지며 미각이 발달해 음식물이 맛있어집니다.

⑨ 단식을 하면 폐의 세포가 회복돼 폐가 깨끗해지며 체내의 산소 공급이 원활해집니다.

⑩ 단식을 하면 백혈구가 활성화되고 면역력을 향상시켜 만성질환 및 알레르기를 완화시킵니다.

누구나 할 수 있는 3일 패스팅(단식)을 실천해보자

예를 들어 초보자가 패스팅을 실시할 경우, 우선 3일간 실시할 것을 권장합니다.

패스팅 프로그램

① 첫날 아침은 양질의 물 200cc~400cc를 마신다.

  - 좋은 물은 대사를 촉진시키기 때문에 중요하다.

② 직접 만든 주스당근, 시금치, 양배추, 바나나, 두부, 레몬즙을 섞는다를 1일 3회 식사 대신 마신다.

  그 후에는 양질의 수분을 보급만 해주면 된다. 1일 1.5리터를 기준으로 한다. 청량음료나 카페인이 포함된 커피는 피한다. 담배, 알코올은 엄격히 금지한다. 고형물을 섭취하고 싶다면 수박, 멜론 1조각은 OK. 힘든 운동은 피한다.

  - 주스는 1일 3회로 하며, 섭취 칼로리는 550kcal. 이것을 5일간 지속한다.

③ 복식기復食期 첫날 식사는 죽. 3일 동안은 육류, 기름기 많은 음식은 피한다. 양질의 물을 많이 섭취한다.

  - 고형물을 조금씩 섭취한다. 비타민, 미네랄이 풍부한 채소나 과일을 많이 섭취한다. 음식물은 「마고와야사시시」

  이것만으로도 당신의 몸은 상쾌해지고, 장은 해독돼 머리도 개운해질 것입니다. 패스팅이라고 하면 힘들 것 같은 이미지가 있지만 신기하게도 첫날, 둘째 날이 지나면 배가 고프지 않고 몸이 가벼워지며 컨디션도 좋아집니다.

  야마다 소장의 고객 중에는 저명 인사두 많은데, 가수 미가와 켄이찌씨는 3일간의 단식으로 5kg 감량에 성공했다고 합니다. 병에 걸린 사람은 면역력이 증강되고 해독력이 향상되는 것 외에 '피부가 깨끗해졌다', '여드름이 사라졌다' 등 피부 개선 효과와 변비 개선 효과도 많다고 하므로 적극적으로 권장합니다.

  이 3일째 단식은 1회만으로도 효과적이지만 되도록이면 3개월에

한 번 또는 반년에 한 번 정도 실천하는 것이 좋습니다. 아침 식사만 주스로 바꾸고 나머지 2식은 일반식을 먹는 반나절 단식도 효과적이라고 하니, 생활 속에 편입시키면 좋을 것입니다.

기본적으로 패스팅은 3일 동안 실시하지만 신체를 익숙하게 만들기 위한 준비기간과 일반식으로 되돌아오는 복식기를 3일간씩 필요로 하므로 총 9일 정도를 한 사이클로 실시하는 것이 좋습니다. 복식기는 대강 넘어가기가 쉽지만 패스팅은 복식기를 끝내야만 완전히 끝나는 것이라고 생각해 주십시오.

패스팅(단식)의 놀라운 7가지 효과

1. 해독력 향상!

지방에 축적된 수은 및 납, 다이옥신 등의 유해물질이 지방이 연소되면서 유리되고 배설된다.

2. 자기치유력 향상!

효소가 '대사효소'로 할당돼 약해진 신체 부위 및 상처데미지를 받은 세포가 회복되고 병이 빨리 치유된다.

3. 내장 기능 향상!

평소, 계속해서 움직이고 있는 위나 장, 간 및 신장 등의 장기를 쉬게 함으로써 내장의 기능을 정상 수준으로 회복시킨다.

4. 다이어트

대사가 활발해지고, 패스팅 주스 등을 통해 얻는 비타민, 미네랄이 지방이 연소되게끔 한다.

5. 미백 효과

피부의 신진대사가 좋아져 '피부가 깨끗해졌다', '여드름이 없어졌다'와 같은 효과가 있다.

6. 혈액 정화 작용

혈액에서 여분의 콜레스테롤을 제거해 혈액을 맑게 만들어준다.

7. 미각이 민감해짐

생채소 등 소재 그 자체의 맛을 알 수 있게 되며 양질의 것인지 여부를 혀로 분별할 수 있게 된다.

가혹한 환경에서는 세포 스스로가 살아갈 수 있도록 스위치가 켜진다

남캘리포니아대학 연구팀은 패스팅의 효과를 조사하기 위해 뇌종양 세포를 주사한 마우스에 항암제를 대량 투여하고 투여 전에 48시간 및 60시간 동안 단식 상태로 만든 쥐와 단식을 하지 않은 쥐와의 차이를 비교했습니다.

그 결과, 단식하지 않은 쥐는 운동 기능이 저하되거나 털의 결이 나빠지는 등 항암제의 독성에 따른 부작용이 나타났습니다. 그러나 48시간 단식을 한 쥐에는 이러한 문제가 발생하지 않았습니다.

또한 60시간 단식시킨 쥐와의 비교 실험에서는 항암제를 더욱 증가시켜 투여했습니다. 이 정도 투여량에서 단식시키지 않은 쥐는 5일째 되는 날 모두 사망했지만, 단식시킨 쥐는 무려 5일째에도 생존하고 있었습니다. 단식으로 인한 체중 감소도 항암제 투여 이후에는 대부분의 쥐들이 정상 체중으로 되돌아오는 등 부작용의 징후가 보이지 않았다고 합니다.

이 결과에 대해 연구팀은 건강한 세포는 비상 상황에서 살아남기 위한 모드로 전환한다고 합니다. 예를 들어 기아 등 심각한 스트레스 상태에 처했을 때 우리의 세포는 가혹한 환경에서도 어떻게든 살아남기 위해 세포를 스스로 보호하는 스위치를 켰기 때문이라고 그 메커니즘을 설명했습니다.

따라서 단기간의 단식에 의해 정상세포를 보호하고 암세포만 선택적으로 치유한다는 것이 가능하다고 결론지을 수 있습니다.

9대 심리치료 내과가 단식 치료법을 인정했습니다

10일간의 완전단 식과 5일간의 복식기를 설정해 알레르기 치료를 실시하고 있는 규슈대학 심리치료 내과 알레르기 연구실에서는 단식 효과에 대해 아래와 같은 코멘트를 발표했습니다.

'저희 알레르기 연구실에서는 기관지 천식에 대해 단식 치료법을 병행해 치료 효과를 향상시켜 왔습니다. 치료가 곤란한 분에게 경쾌함을 준다는 것을 알게 됐습니다물론 만능이라고는 할 수는 없지만. 단식 치료법은 육체를 '기아'라고 하는 극단적인 스트레스 상태로 만드는 것입니다.

저희 몸에는 항상 균형을 잡으려는 힘항상성:호메오스타시스, homeostasis이 기능하고 있기 때문에 단식 치료법을 실시하면 우리의 몸은 기아 상태에서도 살아갈 수 있는 형태로 신체를 자동적으로 전환시킵니다. 그런 가운데 자율신경계 및 호르몬 분비가 역동적으로 변화됩니다. 그 변화의 하나로서 체내에서 자연 분비되는 스테로이드 호르몬이 단식 치료 중에 상승합니다. 스테로이드 호르몬은 천식이나 아토피성 피부염 치료에 효과가 좋다고 합니다.

단식치료법은 이 외에도 신체에 많은 변화를 가져옵니다. 이처럼 단식 치료법은 신체에 강력하게 반응합니다. 단식을 치료에 이용할 수 있는 것은 생체가 본래 갖고 있는 균형을 잡는 힘항상성:호메오스타시스입니다.

몸의 항상성은 '자연치유력'의 발로發露라고도 할 수 있습니다.'

이와 같이 패스팅은 천식이나 아토피성 피부염 치료에도 효과적이라는 것이 확인됐습니다.

패스팅 중에는 뇌의 중추 기능이 개선된다

패스팅 중에 일어나는 에너지 대사로는 아래와 같은 치유 작용이 보고됐습니다.

① 단식을 하면 혈중 당분이 에너지로 사용돼 줄어든다.

② 단식을 하면 간이나 근육에 축적된 글리코겐이 분해돼 글루코오스^{ᄑ도당}로 사용된다

③ 단식을 하면 체내의 지방을 케톤체로 만들어 에너지로 사용한다

이 케톤체의 증가는 편안할 때 나타나는 뇌파 알파파의 증가와 관계가 있다는 것이 확인됐습니다. 단식 치료 중 혈중 케톤체가 증가하면 알파파도 같이 증가한다. 도호쿠 대학 다구찌 선생님이 '단실 치료법 시행 시의 생리인자의 변동과 치료 효과의 관련성'이라는 주제로 심신의학지에 1984년에 발표했습니다.

또한 삿뽀로 메이와병원의 야쯔시 선생님은 대뇌변연계의 정동^{情動} 흥분을 객관적, 정량적으로 측정할 수 있는 테스트를 실시해 단식 치료법에 의해 정동 흥분이 억제된다는 것을 증명했습니다.

따라서 패스팅을 실시하면 머리가 개운해지는 것은, 뇌파가 알파파 우위가 된다는 것으로 뒷받침할 수 있습니다.

패스팅의 기능을 정리하자면,

1. 세포에 달라붙어 있는 트랜스 지방산을 패스팅으로 제거할 수 있다

악옥균과 콜레스테롤을 증가시켜 심장질환, 치매의 원인을 만든다고 하는 트랜스 지방산은 경화유라고 하는 항온에서 굳어진 마가린, 쇼팅유 등의 식용유에 많이 포함돼 있습니다. 일본에서 유통되고 있는 마가린류에는 트랜스지방산이 약 8% 함유돼 있습니다. 천

연기름에도 매우 소량 함유돼 있지만 WHO가 권고하고 있는 양은 1일 섭취 칼로리의 1% 미만이며, 이 정도면 우리 몸이 해결할 수 있는 정도의 함유량이라고 합니다.

다만, 영양을 고려한 식생활을 할 수 있다면 문제가 없겠지만 다양화된 식생활의 영향으로 외식 등이 증가하게 되면 아무래도 트랜스 지방산을 섭취하게 되는 기회가 많아지게 됩니다.

계속해서 트랜스 지방산의 섭취가 이어지면 신체에 축적되기 시작하는데, 트랜스 지방산은 세포를 둘러싸는 것처럼 달라붙어 우리 몸에 건강상 여러 가지 폐해를 일으키게 됩니다.

세포 안에는 축적된 미네랄과 효소가 연결돼 생리 활성을 촉구하지만, 세포 주위에 트랜스 지방산이 둘러싸여 있기 때문에 효소와 미네랄이 결합할 수 없게 돼, 세포의 정상적인 활동이 저해됩니다.

또한 트랜스 지방산에는 유해한 중금속이 달라붙어 체외로 배출되지 않습니다. 패스팅을 실시함으로써 대사기능이 활성화되기 때문에 우선 이러한 해로운 지방을 체외로 배출하게 됩니다. 불필요한 지방과 해로운 지방을 체외로 배출함으로써 신체 기능이 정상적으로 기능하게 돼 체내에 큰 변화가 나타납니다.

2. 면역력이 활성화된다

패스팅을 하여 우리의 장기에 휴식을 주게 되면 신체 면역력 향상에 도움이 됩니다. 위나 십이지장, 대장, 췌장, 간은 식품에 함유된 단백질이나 탄수화물, 지방의 흡수 대사를 실시합니다. 지방이 많은 식사나 과식은 장기에 부담을 주지만 패스팅에 의해 소화기계는 휴식을 취할 수 있으며, 너무 무리해서 염증이 생기는 등 약화된 조직이 재생하고 영양소를 제대로 흡수할 수 있는 상태가 됩니다.

패스팅을 하면 소화 흡수의 에너지가 사용되지 않습니다. 그러면 백혈구가 활성화되고 바이러스 감염과 암세포 증식 억제 기능이 강해진다고 할 수 있습니다. 패스팅을 시작하면 우리의 체내에서는 큰 변화가 일어납니다.

특히 폭음, 폭식을 하던 사람은 더 큰 변화를 느끼게 됩니다.

음식물을 소화하기 위해서는 막대한 에너지가 소비되는데 단식을 하게 되면 이 여분의 에너지를 다른 기능이 사용하게 됩니다. 특히 면역계와 대사계가 사용합니다. 대사기능이 향상되면 오랫동안 기능이 저하됐던 세포가 새로운 세포로 교체됩니다.

인체 내 면역기능이 향상되면 바이러스 등의 외적을 쉽게 물리칠 수 있으며, 암세포를 공격하는 면역세포 기능이 활성화돼 만성질환 치료에 크게 도움이 됩니다.

실제로 미국에서는 암 치료에 패스팅이 이용될 정도로 그 효과가 입증됐다고 합니다.

3. 디톡스 기능을 정상화시킨다

우리의 간은 알코올과 약제, 식품첨가물, 중금속 등을 체외로 배출시키는 대표적인 내장기관의 대표 기관입니다. 가공식품과 지방을 섭취하게 되면 간에 큰 부담을 주게 됩니다. 부담을 안게 된 간은 서서히 해독^{디톡스} 기능이 약화돼 결국 인체에 유해한 물질이 체내에 축적됩니다.

이럴 때 패스팅을 하면 간은 부담이 줄어들어 축적된 유해물질이 해독, 다시 정상으로 돌아오게 됩니다.

우리의 몸에는 화학물질, 중금속, 약물 등 정상적인 대사를 방해하는 유해물들이 상상 이상으로 많이 축적돼 있습니다. 신경계, 내분비계 등이 특히 유해물에 영향을 받기 쉬우며 이는 치매, 자폐증, 간질, 알레르기, 당뇨병, 자율신경 실조증 등의 원인이 됩니다. 이러한 유해물질들은 지방에 축적되기 쉬운 성질을 가지고 있습니다. 특히 세포 주위를 둘러싸여 붙어 있는 트랜스 지방산에는 유해물질이 가장 많이 쌓여 있는 곳입니다.

패스팅에 의해 트랜스 지방산을 비롯한 지방이 줄어들면 트랜스 지방산과 함께 유해물질이 배출됩니다.

4. 나쁜 식생활로 인한 증상이 개선된다

만성질환의 대부분은 나쁜 식생활이 그 원인 중 하나입니다. 지방분을 지나치게 섭취하는 것은 만성질환 환자들의 공통된 특징이기도 하며, 서구화된 식생활로 인해 여러 가지 증상이 발생합니다.

혈액이 끈적끈적한 상태가 되고, 혈전이 만들어지기 어려운 체질로 변하거나 변비가 생기기 때문에 음식물을 제대로 소화, 흡수할 수 없어 체중은 늘어나게 됩니다.

이 외에도 평소에는 당연하게 작동했던 기능이 저해돼 일상생활을 하는데도 지장을 받게 됩니다. 병으로까지는 이어지지 않았지만, 항상 컨디션이 나쁘다고 느끼는 사람들이 국민의 대부분을 차지한다고 해도 과언이 아닙니다.

지금까지 저희 클리닉에서 패스팅으로 체질을 변화시켜 많은 증상이 개선된 분들을 소개해보겠습니다. 성공 사례가 너무 많지만 지면 관계상 현저한 효과를 보인 분들만 소개해드리도록 하겠습니다.

건강원에서 확인된 단식의 효과

혈액을 정화한다

미네랄이 부족하고 지방을 많이 섭취하는 식생활을 하면 혈중 콜레스테롤이 필요 이상으로 늘어나게 돼 혈류가 나빠집니다. 그것은 심장병 및 뇌졸중 등의 원인이 됩니다. 패스팅을 하면 혈액 중에서 불필요한 콜레스테롤을 제거해 혈액을 부드럽게 만듭니다.

대장에서 체류하는 변이 제거된다

대장은 식물 찌꺼기나 노폐물이 축적되기 쉬운 곳입니다. 지방이 지나치게 많은 식사나, 채소 섭취 부족, 스트레스 등에 의해 변비에 걸리게 되면 배설물이 대장에 걸린 상태가 됩니다. 그렇게 되면 대장암이나 과민성장증후군이 발생할 위험성이 높아집니다. 제대로 수분을 공급하면서 저희 패스팅단식프로그램을 실행하면 변비가 개선되면서 자연스럽게 대장도 같이 정화됩니다. 패스팅 후에도 신경을 쓰고 지방이 적고 식물섬유가 풍부한 식생활을 함으로써 대장을 건강한 상태로 유지할 수 있습니다.

건강한 체중을 유지할 수 있다

패스팅^{단식프로그램}은 단순히 살을 빼려고 하는 다이어트가 목적이 아닙니다. 인체에 있어 불필요한 유해물질을 밖으로 배출해냄으로써 체내를 신선하게 유지하면서 건강하게 체중을 줄이는 방법입니다.

식사량과 식사의 질에 신경을 쓰면서 신진대사가 저하되지 않는 범위 내에서 체중을 조절한다는 것은 어렵지 않습니다. 일단, 불필요한 지방과 유해물질이 체내에 축적되면 체내 대사기능이 정상적으로 작동하지 않기 때문에 신진대사를 활성화시켜 건강하게 체중이 줄어들 수 있는 상태로 만들어야 합니다. 패스팅^{단식프로그램}으로 불필요한 체내지방을 제거하면 신체 대사율이 높아지고 점차 건강한 체중을 유지하기 쉬운 체질로 될 것입니다.

감각 기관을 리셋^{재정비}시킨다

패스팅^{단식프로그램} 후에는 음식의 맛을 확실히 알 수 있는 방향으로 좋아집니다. 미각뿐만 아니라 시각, 청각 등 5감도 민감해지는 경향이 강하다고 할 수 있습니다. 패스팅 참가자의 대부분이 '눈이 깨끗하게 잘 보이게 됐다'고 합니다. 아마 모든 감각기관이 리셋돼 본래의 건강한 상태로 돌아갔기 때문이라고 생각됩니다.

호흡 기능이 정상화된다

대기 오염이나 담배 연기 등 우리의 폐는 매우 열악한 환경에서 호흡하고 있습니다. 그에 따라 우리의 폐는 항상 상당한 데미지^{상처}를 받고 있을 것입니다. 패스팅을 실시하게 되면, 폐의 기능도 서서히 본래의 기능을 회복하고, 혈액도 깨끗하게 개선되기 때문에 각 세포 하나하나로 산소 공급이 제대로 이루어져 신체 내 여러 가지 생리 기능이 개선됩니다.

3대 암 치료법의 현실

이 장에서는 현재 종합병원과 대학병원에서 실시하고 있는 암의 3대 치료법의 현실에 대해 설명드리고자 합니다. 민간요법을 소개하는 책 중에는 3대 암 치료를 실시하면 반드시 실패하는 것처럼 기재하는 경우가 종종 있습니다. 그러나 현대 의료를 받지 않았기 때문에 구할 수 있었던 생명이 목숨을 잃게 되는 경우도 있습니다. 현대 의학도 이해하고 대체의학도 병용하면서 정보가 일방통행이 되지 않도록 하는 최신의 통합 의료를 실천하는 것이 중요합니다.

'수술' - 취할 수 있는 조치는 전부 취하는 것이 중요

수술 방법도 예전과 비교하면 상당한 발전이 있었습니다. 유선암 수술 같은 경우, 예전에는 모든 부위를 절개하는 전적全摘 수술을 실시했습니다. 또한 대흉근을 비롯한 림프절을 광범위하게 적출하는 것이 표준 수술 방법이었습니다. 그러나 최근에는 센티넬 림프절로 전이 유무를 파악한 뒤, 전이되지 않은 경우에는 국소 부분 적출로 수술을 한 후에, 방사선 치료를 추가하는 방법이 취해지고 있습니다. 이렇게 하여도 모든 부위를 절개하는 전적 수술을 실시한 것과 동일한 성과를 얻을 수 있습니다.

수술이 가능한데도 처음부터 수술을 회피하는 등 수술을 실시하지 않은 결과, 나중에는 암세포가 전신으로 전이돼버린 후에야 발병한 뒤 서둘러 외과를 방문하는 분들이 계십니다. 또한 유선암에 걸린 부분의 피부가 찢어져 콜리플라워 상태가 돼 출혈이 심해진 후에 외과를 방문하는 분들도 계십니다.

아무리 수술로 모든 암세포를 제거할 수는 없다 하더라도 종양의 양을 줄임으로써 다음 치료를 좀 더 효과적으로 만들 수는 있습니다. 방사선 치료도, 화학 요법도 암세포의 수가 적으면 적을수록 좋기 때문입니다. 우선, 취할 수 있는 모든 조치는 되도록 많이 취해서 암을 작게 만드는 것이 중요합니다.

여성의 경우 유방을 절제한다는 것에 저항감을 느껴 수술을 피하는 경향이 있습니다. 하지만 현재는 성형외과 기술이 발달했기 때문에 유방 절제 후, 성형 수술을 통해 원래 상태로 되돌리고 있는 분들도 계십니다. 그 밖의 부위의 암도 여러 가지 연구가 이루어지고 있으며, 되도록 환자들의 고통을 줄일 수 있는 수술이 실시되고 있습니다.

단지 여기서 중요한 것은, 수술은 치료의 끝이 아니라는 것입니다. 수술이 끝난 후부터 「진정한 암 치료」가 시작되는 것입니다. 외과 의사에게 모든 암을 제거했으니 이제 걱정 안 해도 된다는 말을 듣고 안심하고 생활하다가 수년 뒤에 다시 재발하거나 전이가 된 유선암 환자를 많이 보아 왔습니다.

외과 수술로 적출할 수 있는 것은 어디까지나 눈에 보이는 범위의 것에 불과합니다. 즉, 세포 수준까지 완치가 되는 것은 아닙니다. 수술 후, 잔존하고 있을지도 모르는 암세포를 퇴치하는 최적의 시기는 빠르면 빠를수록 좋습니다.

유선암은 절제한 조직의 성질에 따라 어떤 항암제가 효과적인지, 혹은 어떤 호르몬 치료가 효과적인지를 결정할 수 있습니다. 유선암은 특히나 더 그 경우에 맞도록 치료 방법을 바꿔야 하기 때문에 환자에게 맞는 맞춤형 치료를 실시할 수 있는 것입니다.

'화학요법^{항암제 치료}'- 아무리 새로 나온 신약^{新藥}이라도 치료 효과는 잘해야 30% 정도입니다.

수술 전후에는 반드시 항암제 치료를 실시합니다. 아주 초기암의 경우에는 별개이지만 수술로 모든 암세포를 제거했다고 생각해도 세포 단위에서는 아직도 암세포가 남아 있을 가능성이 있으며, 또는 이미 혈액으로 암세포가 퍼져버렸을 가능성도 있기 때문입니다.

그러나 항암제라도 모든 암세포를 제거할 수는 없습니다. 상대의 수가 적으면 적을수록 효과를 기대할 수 있지만 이러한 효과도 일시적인 것이 많습니다. 항암제를 사용하고 있는 사이에 암세포는 항암제에 저항력을 갖게 돼 치료 효과가 사라지게 됩니다. 항암제의 치료 효과를 사라지게 하는 내성을 암세포에 갖게 하는 것은, 유전자의 발현 등이 그 이유입니다. 이럴 경우에는, 다른 종류의 항암제로 전환해야 합니다. 그러나 전환하더라도 마찬가지로 시간이 지나면 앞선 항암제와 마찬가지로 그 효과가 사라져버립니다. 현재, 새로운 항암제가 잇달아 개발되고 있지만 그 유효율은 잘해야 30% 정도입니다. 반대로 말해 70%의 암 환자들에게는 효과가 없다는 뜻입니다.

또한 한 종류의 항암제만 사용하며 그 사용량을 늘리게 되면 당연히 부작용도 심해집니다. 그러므로 현재의 항암제 치료는 환자의 삶의 질^{QOL}도 존중하는 방향으로 바뀌고 있습니다. 한 종류의 항암제만 사용하는 것이 아니라 여러 종류의 항암제를 조합해 사용함으로써 효과를 높이거나 부작용을 줄이는 방법도 연구되고 있습니다.

그러나 앞에서 언급한 바와 같이 항암제의 효과는 한계가 있습니다. 효과를 기대할 수도 없는데도 불구하고 그저 같은 항암제만 계속 사용하는 것은 암 환자를 치료하기는커녕, 환자의 상태^{QOL}를 더욱더 악화시킬 뿐입니다.

효과가 없는 항암제는 빨리 사용을 중단해야 합니다.

항암제의 치료 효과가 없어지면, 바로 같은 항암제의 사용을 그만둘 수 있는 용기도 중요합니다. 소량으로 항암제를 투여해도 암의 증식을 억제하는 치료 효과를 볼 수도 있습니다. 면역 증강 치료법 등을 조합시킴으로써 통상 사용량의 1/2~1/10의 양만을 사용하여 항암제의 부작용을 되도록 억제하는 방법으로, 통상 사용량을 투여 했을 때 그 효과를 높일 수 있습니다.

저희도 통상 사용량의 1/2~1/5의 양을 투여하고 온열요법, 면역 강화 치료법을 조합시킨 치료를 함으로써 남은 수명이 1개월 정도 인 환자가 6개월 이상 건강하게 생활한 예를 경험한 적이 있습니다.

보통, 병원에서 항암제의 양을 줄여 치료를 하고 싶다고 말하면 들은 척도 하지 않습니다. '그렇게 적은 양으로는 효과가 없다' '그런 어중간한 치료는 하지 않는 것과 같다. 그래도 하고 싶다면 다른 병 원에서 하라'며 거절당합니다.

그러나 소량을 투여해 치료하더라도 부작용도 없고, 수명연장 효 과가 있는 경우도 적지 않은 것이 사실입니다.

「암의 동면 치료법」이라고 하여 암을 소멸시키지는 못하더라도 증가하지 않은 채 「평화 공생」하는 방법도 있습니다. 항암제의 부 작용으로 고민하시는 분은 충분히 시도해볼 만한 가치가 있습니다.

어떻게 하여 소량의 항암제만으로도 그 효과를 볼 수 있는지에 대 해서는 아직 밝혀지지 않았지만 아마 다량의 항암제로 억제되고 있 었던 면역계가 소량의 항암제 투여로 부활해 항암제의 작용과 맞물 리면서 그 치료 효과가 나타난 것이 아닌가 생각됩니다.

즉, 항암제 소량 투여에 의한 치료를 하기 위해서는 반드시 면역 력을 같이 향상시키는 치료를 병행하는 것이 중요합니다. 최근 개발 되고 있는 항암제의 종류 중에 '분자 표적약'이라는 것이 있습니다.

암 연구진들에 의해서 탄생한 최첨단 기술이며, 이 약은 이미 세계적인 조류가 되어가고 있습니다.

분자표적약 및 혈관 신생 저해약은
충분히 체크해야 합니다

또한 이와 병행해 개발된 약으로 '혈관 신생 저해약^{血管新生阻害薬}'이라는 것이 있습니다. 동일한 약으로 취급되는 경우도 있지만 엄밀히 말하면 분자표적약과는 다소 차이가 있습니다.

'분자표적약^{分子標的薬}'은 환자 개개인의 유전자에 맞춘 치료약, 즉 맞춤형 치료약이라고 할 수 있습니다. 암의 유전자 및 그 유전자로 인해 만들어진 단백질만 집중적으로 공격하는 약제로서 기존의 항암제가 '농약의 공중 살포' 정도인 것에 비해 분자표적약은 잡초만을 집중적으로 노리는 정밀 살포 약제라고 비유할 수 있습니다.

'혈관 신생 저해약'은 암의 큰 특징인 새로운 혈관을 만들어내는 기능을 저해합니다. 암은 성장에 필요한 영양을 섭취하기 위해 주위에서 새로운 혈관을 만들고 스스로 혈관을 확장해 주변 혈류에서 영양분을 확보합니다.

이들 약제 중에는 종양 그 자체의 증식을 억제하는 힘이 있는 것도 있으며 혈관 신생 저해약과 맞물려서 그 효과를 발휘합니다. 그러나 이들 최첨단 항암제도 이미 암 속에 빨려 들어가서 자리 잡은 혈관을 무력화시키는 힘은 없습니다. 즉, '혈관 신생 저해약'은 단지 암이 더 이상 크게 성장하지 않도록 하는 효과 정도를 일으킬 수 있습니다. 따라서 기존의 항암제와 병용할 것을 권장합니다.

앞에서 설명해드린 바와 같이 혈관 신생 저해약과 분자 표적약과 동일한 기능은 아니지만, 최근 개발된 혈관 신생 저해약 중에는 분자 표적약으로 개발된 것도 있습니다.

암의 주위에 새로운 혈관을 만들도록 명령을 내리고 있는 것 중 대표적인 것으로 VEGF^{혈관 내피 성장 인자}라고 불리는 것이 있습니다. 이를 표적으로 공격하는 분자 표적약이 잇달아 개발되고 있습니다. 현재 사용되고 있는 신생 혈관 저해약으로 「아바스틴」이라는 약이 있습니다. 재발된 대장암 등에 사용됩니다. 그러나 이 약이 효과가 있는 유전자를 가진 사람과 갖지 않는 사람이 있으므로, 사용하기 전에 반드시 유전자 타입을 체크해봐야 합니다. 이 항암제는 잦은 출혈이 발생하는 부작용이 있으므로 누구에게나 안전하다고 할 수 없으므로, 이 약을 사용할 때는 충분한 검사를 마친 후에 사용해야 합니다.

이처럼 기존의 항암제와는 전혀 다른 타입의 항암제도 개발됐으며, 사람에 따라 '내가 항암제 때문에 죽겠구나'라는 생각 때문에 사용을 거부하는 경우도 있지만 적절히 사용함으로써 효과를 볼 수 있는 경우도 있습니다. 모든 항암제를 부정해 좋은 기회를 놓치지 않도록 항암제에 관한 지식을 쌓는 것도 중요합니다.

다만, 효과가 없는 상태에서 무작정 항암제를 계속해 사용하는 것은 피해야 합니다. 자신에게 맞지 않는다는 생각이 들면 바로 사용을 중지할 수 있는 용기도 필요합니다. 항암제는 자신을 도와주고 있는 면역력도 같이 잃게 하므로 사용 시에는 자신의 체력을 고려하면서 양과 종류를 조절, 변경하는 것이 중요합니다.

아쉽게도 현시점에서는 일부 백혈병을 제외하고, 항암제로 완전히 암을 소멸시킬 수는 없습니다. 치료하는 의사들도 이 사실을 잊지 않는 것이 중요합니다. 항암제의 한계를 알고 치료하는 것과 그렇지 않은 것과는 큰 차이가 있습니다.

'방사선 치료'-부작용의 경감이 가능해진 사이버 나이프

방사선 치료는 X선과 전자파를 사용합니다. 이와 함께 중입자 방사선을 사용하는 치료도 실시하고 있습니다. 방사선을 쬐면 암세포의 DNA가 파괴돼 더 이상 세포 분열을 할 수 없게 됩니다. 정상 세포도 방사선으로 인해 장해를 받지만 조사照射법을 연구의 발달로 인하여 이러한 부작용을 되도록 줄이는 것도 가능합니다.

암의 3대 치료법 중 하나인 방사선 치료법도 해당 기기의 개발에 의해 현저히 발전했습니다. 특히 병소 부위를 선택해 공격할 수 있는 정위定位 방사선 치료가 가능해지면서 정상조직 조사를 피하면서 치료할 수 있어 사용상 부작용을 줄일 수 있게 됐습니다.

감마나이프와 사이버나이프 같은 방법은 컴퓨터와 CT 화상을 조합해 30~1,200여 곳에서 다각적인 방향으로 암세포를 공격할 수 있습니다. 이러한 기술의 발달로 불필요한 정상조직 손상을 피하고 효율적으로 치료 효과를 거둘 수 있습니다. 일본에서는 늦은 감이 있지만 사이버나이프가 뇌 이외의 조직, 폐, 간, 전립선 등의 치료와 관련해 암에 대한 보험 적용이 가능해졌습니다. 방사선 치료와 화학요법을 적절히 조합시킴으로써 수술과 동일한 효과도 기대할 수 있게 됐습니다. 방사선 치료법은 수술이 불가능한 경우에도 시술이 가능한 치료 방법이므로 앞으로 한층 더 높은 발전이 기대되고 있습니다.

암 난민을 더 이상 배출해서는 안 된다

　암에 대한 서양 의학의 3대 치료법은 그 한계가 오래전부터 지적되어 왔지만, 보완 의료의 다양한 치료법에 대한 평가도 아직까지 정립되지 않은 것이 현실입니다. 바로 이러한 갈등 때문에 암 치료를 둘러싼 상황에서 암 환자의 치료를 거부하는 「암 난민」을 증가시키는 원인이라고 할 수 있지 않을까요?

　서양 의료를 전부 부정해 수술 시기를 놓쳐서, 손을 쓸 수 없는 상태가 되고 나서야 어떻게든 해달라고 저희 클리닉을 방문하는 분들이 끊이지 않고 있습니다.

　또한 항암제 요법을 반복적으로 실시한 결과 건강 상태가 너무나 저하돼 식사도 제대로 할 수 없게 된 상태로 상담받으러 오시는 분들 또한 너무나 많습니다.

　어떤 경우든 '조금만 더 빨리 상담하러 와주셨으면 몸을 좀 더 좋은 상태로 유지할 수 있었을 텐데'라는 생각에 아쉬울 때가 한두 번이 아닙니다.

'암'이라고 하는 것은 정규군과 싸우는 것과 달리 정면승부만으로는 암을 제압할 수 없습니다. 마치 게릴라를 상대로 싸우는 것처럼 온갖 수단과 방법을 바꿔 사용하는 것이 다종 다양한 이 싸움 방법에 필요하며, 한 가지 수단만을 사용하는 것은 완벽하다고 할 수 없습니다. 지금까지 밝혀진 모든 '효과적'이라는 치료법을 조합시켜 싸워야 겨우 0대 0으로 연장전에 들어갈 수 있는 싸움입니다.

그러나 암에 걸리는 사람은 고집이 센 사람들이 많으며 여러 가지 설명을 하면서 암과의 싸울 방법을 지도해도 의심을 하고, 정해진 치료를 실시하지 않고 안이한 방법을 취하려는 경우가 많습니다. 진행성인 암일수록 진지하게 상대에게 맞서지 않으면 패배만이 기다려질 뿐입니다.

바이오매트 보석암반욕 테라피는 가정에서도 할 수 있다

이 책에서는 제4의 암 치료법으로 불리는 면역 강화 치료법 중 기본이 되는 것이 '온열요법'이라고, 하나의 지침처럼 설명했습니다. 구체적으로는 제가 치료에 사용하고 있는 바이오매트 보석암반욕 테라피를 중심으로 다각적 면역강화 치료법을 소개했습니다. 이 바이오매트 보석암반욕은 병원뿐만 아니라 가정에서도 사용할 수 있으며 국소 부분의 가온뿐만 아니라 신체 전체를 데움으로써 기초 체온을 높게 유지할 수 있다는 특징이 있습니다. 암 치료뿐만 아니라 류머티즘 및 신경통, 우울증 등 여러 가지 병을 호전시킬 수 있다는 보고가 있지만, 이 책에서는 암 치료에만 국한해 그 효과를 검증했습니다.

온열 효과는 암세포가 열에 약하다는 것뿐 아니라 세포 내의 미토콘드리아의 복원과 세포의 자살을 유도하는 아포토시스에 관여하는 사이클릭AMP의 증가 효과 등 부차적인 효과도 보고됐지만, 지나치게 어려운 이론은 생략하고 임상효과를 중심으로 설명했습니다.

분명히 바이오매트의 온열 치료만으로 종양이 축소된 예도 있지만, 다른 치료법과 조합하는 것이 보다 높은 효과를 나타내고 있다고 생각합니다. 때로는 방사선 및 항암제와 함께 조합해 사용하는 것이 상승효과를 냄으로써 치료에 더욱 도움이 됐다고 생각합니다. 신체에 온열을 가함으로써 항암제의 양을 줄일 수 있다는 것도 알게 됐습니다. 암의 치료법에 대해 고민하시는 분들은 꼭 한번 시도해보시기 바랍니다.

암의 치료약은 고작 15% 전후의 유효율이 있을 뿐입니다

암의 치료약도 해마다 발전하고 있으며 새로운 기술도 잇달아 개발되고 있습니다. 그러나 그 유효율이 30% 정도면 그 효과가 좋은 편이라고 하며, 고작 15% 전후의 치료 효과를 보이는 경우가 대부분입니다. 암의 3대 치료법은 어디까지나 '잠정조치인 치료'라는 인식을 갖는 것이 중요합니다.

여기서 통합의료가 필요합니다.

'암에게 지지 않겠다'라고 하는 강한 정신력과 자신에게 맞는 치료법을 모색해 지속적으로 싸우는 끈기가 중요합니다.

예를 들어, 저희 클리닉에서 진행성 암을 복수 치료법으로 조합시켜 치료한 후 증세가 상당히 양호해진 분께서 이제 자신은 괜찮다고 멋대로 판단해 온열요법을 기본으로 하는 치료를 스스로 중단한 적이 있었습니다. 그 결과, 얼마 뒤에 다시 클리닉에 오셨는데 그때는 이미 손을 쓸 수 없는 상태로 악화된 뒤였습니다.

암 치료는 암과의 싸움 도중 한눈 팔면 바로 패배로 이어지게 된다는 것을 명심해야 합니다. 진행성 암인데도 불구하고 본인은 가볍게 생각하시는 분들이 의외로 많으며 치료의 기회를 잃어버린 경우도 적지 않습니다.

조폭 영화 중에 「예의 없는 싸움仁義なき戦い」이라는 제목의 영화가 있는데, 암과의 싸움이야말로 바로 '예의 없는 싸움'입니다. '암은 생활 습관으로 인해 생기는 병'이라는 관점에서 암에 걸리기 어려운 체질재발 예방을 위한 체질 만들기을 만들기 위한 식생활에 대해서는 교린 예방의학 연구소 소장 야마다 선생님의 이론을 곁들여 소개해드렸습니다. 식생활도 암을 치료하는 중요한 부분 중 하나로써 재검토해보실 것을 권장합니다.

암과 공생할 수 있다

아쉽게도 현재까지 암을 치유하는 '완벽한 치료법'은 없습니다.

그러나 암과 공생할 방법은 있습니다. 남은 수명이 1개월이라고 판정받은 사람이 3개월, 반년이나 수명이 연장된다면 유익한 생활을 보낼 수 있으며 이것이야말로 암과의 공생을 통해 삶의 가치가 탄생한 경우라고 할 수 있습니다.

저희 클리닉에서 치료받는 분들 중에는 10년 전에 폐암을 발견하고 이미 CT 사진상에는 양측 폐에 모두 암이 보이는데도 불구하고, 자립해 일상생활을 보내고 있는 분도 계십니다.

암 마커가 상하 변동할 때마다 일희일비하고 계시지만 10년 동안이나 건강한 삶을 유지하고 있다는 것은 대단한 일이며, 병소의 영상 및 검사 수치에 대해 신경 쓰지 말라고 말씀드리고 싶습니다. 이분께서는 저희 치료의 목표를 훌륭히 달성하셨습니다.

암과의 전쟁에서 항상 염두에 두어야 하는 것은 다음과 같이 3가지입니다.

① 암은 생활 습관병이다. 암에 걸리지 않기 위해, 그리고 재발을 방지하기 위해서라도, 또한 암과의 공생을 위해서라도 식사를 포함한 생활 습관을 개선해야 한다.

② 암유전자의 활성화로 인해 암은 무제한 증식한다는 것을 잊지 말고 방심하지 말고 끈기 있게 치료를 지속해야 한다.

③ 암은 면역 저하로 인해 발생한다. 면역력을 강화시키는 것은 예방과 치료에도 중요하며 신체를 따뜻하게 데우는 것이 중요하다. 무익한 항암제의 사용을 계속하지 않는다. 면역강화의 치료를 중심으로 한 대책이 필요하다.

3대 암 치료법에만 집착하지 말고

본인의 면역력을 증강시켜 암과 싸워야 합니다

일반적으로 폐암, 위암, 유선암 등은 서양 의학에서는 신체의 한 부분에 한정된 병으로 취급돼 왔습니다. 그러나 모든 암은 전신으로 퍼져나가는 병이기 때문에 국소 치료법^{수술 및 방사선 치료}뿐만 아니라 전신 체력^{면역력}을 증강시켜 암과 싸워야 합니다. 그러므로 지금까지 갖고 있던 암 치료에 대한 근본 발상을 바꿀 필요가 있으며, 이는 암 환자분들에게도 치료를 담당하시는 의사들에게도 해당되는 이야기입니다.

일본의 후생 노동성에서도 '암 대책'에 주력하고 있다고는 하지만 새로운 치료약에 대한 승인도 지연되고 있는 등 그들이 정말로 주력하고 있는지 의심스럽습니다. 따라서 기존의 3대 암 치료법에만 고집하지 말고 정말로 효과적인 치료법을 도입해야 합니다. 암에 대한 통합의료의 일반화를 위해 임상 현장에서 증명된 새로운 암 치료법은 받아들여야 합니다.

이 책을 발간함에 있어 많은 연구원의 임상자료 및 문헌을 참고했습니다. 이 자리를 빌려 감사의 말씀 전합니다.

암 치료를 거부당한 「암 난민」이라는 단어가 하루라도 빨리 사어^{死語}가 되기를 희망합니다.

요시미즈 노부히로

○ 참고문헌

- '국립암센터 정보센터 2005년도 자료'
- 「병에 걸리고 싶지 않은 사람이 읽는 책」 저자 「야마다 토요후미」 (아스콤)
- 「진실한 암 치유의 비결」 저자 츠루미 타카시(중앙아트출판사)
- 「면역 혁명」 저자 아보토오루(코단사)
- 「암 극복 - 궁극의 TAF 시간차 치료법」 저자 아베 히로유키(토요의학사)
- 「세로토닌이 결핍된 뇌」 저자 아리다 히데호(생활인신서)
- 「경피독이 뇌를 못 쓰게 만든다」 저자 다케우찌 구메지(닛토서원)
- 「경피독 디톡스」 저자 이나지 노리히사 이케가와 아키라(닛토서원)
- 「만병의 원인은 화학물질이었다!!」 저자 우에부 가즈마 (건강정보신문)
- 「장수의 기적을 일으키자!!」 저자 우에부 가즈마(고마북스)
- 「그런 식사로는 나빠진다」 저자 오사와 히로시(산고칸)
- 「자율신경실조증」 (다카하시서적)
- 「환경 드래그」 저자 후나세 스스케(지쿠찌서적)
- 「포식병과 신체녹병의 지적건강혁명」(미라이서적)
- 「암 온열 치료법의 과학」 저자 프랭크 T 고바야시(토요의학사)
- 「암세포에 맞서는 림프구 자연 면역 치료법」
- 「암을 치유하는 대사전」 저자 오비스 료이찌 편저(니켄서적)
- 「자연 면역 요법 입문」 저자 간노 테루오(토요출판)

암을 이기는
제4의 치료

초판 1쇄 발행   2023년 2월 8일
초판 2쇄 발행   2023년 4월 27일

저자   요시미즈 노부히로
펴낸곳   세렌디피디
주소   경기도 안양시 만안구 안양로 336, 1064호(금강빌딩)
전화   080-801-7575

ISBN 979-11-954751-2-4   (03510)
정가 15,800원